便秘病的
诊治与康复

主　　审　田振国
名誉主编　于永铎　张虹玺　柳越冬
主　　编　隋楠　杨旭

北方联合出版传媒（集团）股份有限公司
辽宁科学技术出版社

图书在版编目（CIP）数据

便秘病的诊治与康复 / 隋楠, 杨旭主编. -- 沈阳：
辽宁科学技术出版社, 2025. 3. -- ISBN 978-7-5591
-4028-9

Ⅰ. R574.62

中国国家版本馆 CIP 数据核字第 2024Z0L038 号

出版发行：辽宁科学技术出版社
　　　　　（地址：沈阳市和平区十一纬路25号　邮编：110003）
印　刷　者：沈阳丰泽彩色包装印刷有限公司
经　销　者：各地新华书店
幅面尺寸：185 mm × 260 mm
印　　张：11
字　　数：310千字
出版时间：2025 年 3 月第 1 版
印刷时间：2025 年 3 月第 1 次印刷
责任编辑：郑　红　邓文军
封面设计：刘　彬
责任校对：栗　勇

书　　号：ISBN 978-7-5591-4028-9
定　　价：100.00元

联系电话：18240004880
邮购热线：024-23284502
http：//www.lnkj.com.cn

本书编委会

主　　审：田振国

名誉主编：于永铎　张虹玺　柳越冬

主　　编：隋　楠　杨　旭

副主编：刘铁龙　路　越　胡占起　聂　敏　张雯雯
　　　　李明哲　周天羽　张凌玲

编　　委：隋　楠　杨　旭　刘铁龙　路　越　胡占起
　　　　聂　敏　张雯雯　李明哲　周天羽　张凌玲
　　　　尹　航　王　璐　孙霄虹　谷凯莹　张雨柔
　　　　张　轩　康　婕　陈柏霖　吴东迪　赵滢歆
　　　　陈晓雪　张　锦　黄　洋　李金龙　苑　博
　　　　李昕哲　陶凤杰　刘　丽　潘　威　蓝　菲
　　　　孟　可　陈　萌　王欣鑫　刘伟志　张　威

前　言

便秘是临床常见的难治性消化道功能性疾病，以排便次数减少，排便困难或排便不尽感，粪便干结坚硬为主诉的症候群。据统计，便秘这一疾病的全球患病率约占总人数的15%，中国成人慢性便秘的患病率为4%～10%，且与年龄的增长成正比，约有23%的70岁以上人群患有慢性便秘，80岁以上可达38%。便秘病程长，病因病机复杂，易反复发作，难以治愈，患者极为痛苦。随着人们生活和工作节奏的加快、压力增大，加之受到疾病困扰，患者在临床上又常常出现焦虑和抑郁等一系列症状，还会诱发急性心脑血管疾病及肛肠疾病。可以说便秘已成为人民健康的重要威胁，造成巨大的经济和社会负担。针对这一亟待解决的临床问题，进一步研究具有重要的理论意义和临床意义。

本书共分为七章，对便秘的诊治与调护进行了较为全面系统的总结和阐述。分别介绍了肛门、结直肠以及盆底解剖及生理功能；中医对便秘的认识、中医便秘的病因病机及古代医方验方；便秘的诊断与分类；便秘的治疗；便秘中医辨证诊治体会；特殊人群便秘的诊治以及便秘治未病（预防调护）。书中也对便秘的个人临床诊治经验进行了阐述，以期为广大医务工作者提供参考，也为便秘患者的自疗自养提供帮助。

在编写过程中，编者力求为读者呈现更有价值的内容，但难免有不足之处，恳请读者批评指正。

本书编者

2024 年 12 月

目　录

第一章 概述

第一节 肛肠胚胎学

一、肠的发生

在胚胎发育早期，整个消化道为一个单一的直管，悬挂在前正中线上，称为原肠，其头段称为前肠，与卵黄囊相连的中段称为中肠，尾段称为后肠。随着胚胎的发育，中肠逐渐分化为十二指肠下段至横结肠的右 2/3 部，后肠逐渐分化为横结肠的左 1/3 至肛管上段。

人胚胎第 5 周时，十二指肠以下的中肠增长更快，使肠管向腹部弯曲形成"U"形的中肠袢，其顶端连于卵黄蒂。卵黄蒂以上的肠袢为头支，以下为尾支。袢的背系膜内有肠系膜上动脉。

人胚胎第 6 周时，尾支近卵黄蒂处有一突起，称为盲肠突，为大肠和小肠的分界线，是盲肠和阑尾的原基。由于中肠袢生长迅速，肝和肾的发育，腹腔的容积相对变小，暂时不能容纳全部肠袢，致使肠袢突入脐带内的胚外体腔，即脐腔，形成生理性脐疝。此时肠袢在脐腔内开始旋转，以肠系膜上动脉为轴逆时针旋转 90°（侧面观），使头支转向右侧，尾支转向左侧。头支迅速增长，形成弯曲的空肠和回肠大部。

人胚胎第 10 周时，腹腔容积增大，中肠袢陆续从脐腔退回腹腔，此时肠袢又逆时针旋转 180°，这样肠袢共旋转 270°，头支转到腹腔左下方，使空肠和回肠盘曲在腹腔中部，尾支逐渐转移到右上部，形成横结肠和降结肠。盲肠突近端膨大形成盲肠，位于腹腔右上方，后下降至右髂窝，升结肠随之形成。盲肠突远端狭窄部分则形成阑尾。降结肠的尾端向中线移行，形成乙状结肠。

二、直肠的发生与泄殖腔的分隔

胚胎第 4~5 周时，后肠末段膨大的部分为泄殖腔，其腹侧有尿囊与之相连，尾端由泄殖腔膜封闭。人胚胎发育到第 6~7 周时，尿囊与后肠之间的间充质增生，形成一镰状隔膜突入泄殖腔内，称尿直肠隔，其最后与泄殖腔膜愈合，将泄殖腔分隔为腹侧的尿生殖窦和背侧的原始直肠，原始直肠将演变为直肠和肛管上段。泄殖腔膜也随之被分为腹侧的尿生殖膜和背侧的肛膜。在胚胎的第 7 周时，肛膜的周围由外胚层形成数个结节状隆起，称为肛突，之后肛突逐渐融合形成中心凹陷的肛凹或原肛。在胚胎第 8 周时，随着肛膜吸收破裂，肛管形成。肛管的上段上皮来源于内胚层，下段上皮来源于外胚层，两者之间以齿状线分界。随会阴发育生长，至人胚胎第 16 周时，肛门后移至正常位置。

■ 三、会阴部肌肉发育起源

人胚胎第 8 周时出现泄殖腔括约肌，第 12 周时分化为肛门内括约肌、肛提肌和尿生殖窦括约肌，肛门外括约肌则在正常会阴肛门口结节处独自发育而成，是肛周最主要的肌肉，从来源上看，它是泄殖腔括约肌的一部分，而且它们的血供和神经支配也是一致的。中肠和后肠的交感神经支配来源于胸 8 到腰 2，经由内脏神经和腹盆腔自主神经丛。中肠的副交感神经来自脑干神经节前细胞体的第 X 对脑神经（迷走神经）。

第二节　肛门、结直肠的解剖及生理功能

■ 一、肛管直肠解剖

（一）肛管解剖

1. 肛门三角

以两坐骨结节为连线，向后至尾骨的三角形区域称肛门三角，习惯上亦称肛周，其中间是肛门。肛门是消化道末端的开口，即肛管的外口，位于臀部正中线，在 Minor 三角之中。平时紧闭呈前后纵形，排便时张开呈圆形，直径可达 3 厘米。肛门三角和尿生殖三角，合称会阴区。其前方皮下有会阴浅下筋膜和会阴体肌，如果切断，则肛门向后移位。其后方臀沟下，肛缘向后至尾骨之间，有肛尾韧带，起固定肛门的作用。肛门部神经丰富，感觉敏锐，手术时疼痛明显。

2. 肛管

肛管是消化道的末端，起于齿状线，下至肛门缘，成人平均长 2.5 厘米。我国成人肛管周长约 10 厘米。手术中要特别注意保护肛管皮肤，至少应保留 2/5，否则会造成肛门狭窄、黏膜外翻、腺液外溢。

（1）肛管分类：肛管分为解剖肛管和外科肛管。解剖肛管是从胚胎发生角度上看的，指齿状线到肛门缘的部分。临床较常用，成人长 3~4 厘米，无腹膜遮盖，周围有外括约肌和肛提肌围绕。外科肛管则是从临床的角度提出来的，是指肛门缘至肛管直肠环平面（齿状线上 1.5 厘米）的部分，成人长（4.2±0.04）厘米。外科肛管实际上是解剖肛管＋直肠柱区。这种分类方法比较合理，既反映了解剖特点，又能指导临床（图 1）。

（2）肛管分界：肛管内腔面有 4 条线：肛皮线、肛白线、齿状线及肛直线。

1）肛皮线：平常称肛门口、肛门缘，是消化道于体表的开口，也是胃肠道最低的

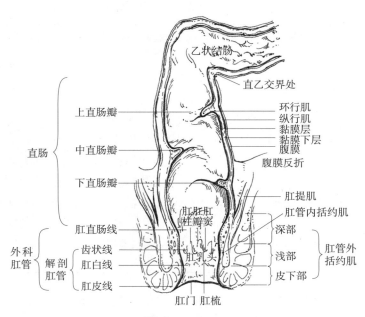

图 1　直肠和肛管冠状切面

界线。

2）肛白线：又称 Hilton 线，是肛管中下部交界线，正对内括约肌下缘与外括约肌皮下部的交界处。指诊可触到一个明显的环形沟，此沟称为括约肌间沟（亦称肛白线）。沟的宽度为 0.6～1.2 厘米，距肛门口上方约 1 厘米，肉眼并不能辨认，能摸到不能看到。括约肌间沟是一个重要临床标志，用手指抵在肛管内壁逐渐向下，可在后外侧摸出此沟。沟的上缘即内括约肌下缘，沟的下缘即外括约肌皮下部的上缘；外括约肌皮下部多呈前后椭圆形，故沟的前后部不易触之。行内括约肌切断术时，以此沟为解剖标志，来定位内、外括约肌的分界，切开肛管移行皮肤，挑出内括约肌在明视下切断。肛管移行皮肤，切除过多，易致肛门狭窄，须注意。

3）齿状线：在肛管皮肤与直肠黏膜的交界处有一条锯齿状的环形线，叫齿状线或梳状线。齿状线在肛白线上方，距肛门缘 2～3 厘米。此线是内外胚层的移行区，上下两方的上皮、血管、淋巴和神经的来源完全不同，是重要的解剖学标志。齿状线还是排便反射的诱发区，齿状线区域分布着高度特化的感觉神经末梢，感觉灵敏。当粪便下行，到达齿线区时，神经末梢感受器受到刺激，冲动通过感觉神经传入大脑，大脑发出指令，令内/外括约肌舒张，肛提肌收缩，肛管扩张，粪便得以排出。内痔脱出、直肠黏膜脱垂、肛乳头瘤等肛肠疾病会造成脱出物对齿状线产生刺激，造成排便感，使患者误以为仍有大便未排净，从而用力努挣排便，使得脱出物脱出更甚，从而导致病情加重。若手术或者其他原因导致齿状线神经末梢受损，引起排便感异常或者消失，造成排便困难。85% 以上的肛门直肠病都发生在齿状线附近，在临床上有重要意义。齿状线上下部结构的区别见表 1。

— 3 —

表 1　齿状线上下部结构的区别

区别点	齿状线上部	齿状线下部	临床应用
胚胎	内胚层，后肠	外胚层，原肛	肛门直肠分界
组织	复层立方上皮（直肠黏膜）	复层扁平上皮（肛管皮肤）	皮肤黏膜分界
动脉（A）	肠系膜下 A→直肠上 A 髂内 A→直肠下 A	髂内 A→阴部内 A→肛门 A	与痔的好发部位有关
静脉（V）	直肠上 V→肠系膜下 V→脾 V→门 V	肛门 V→阴部内 V→髂内 V→下腔 V	与痔的好发部位有关，与直肠癌转移至肝有关
淋巴（L）	肠系膜下淋巴结→腰淋巴结	入腹股沟淋巴结	肛管癌转移至腹股沟，直肠癌转移至腹腔内
神经（N）	自主神经（内脏神经）	脊神经（躯体神经）	齿状线上为无痛区，齿状线下为有痛区

4）肛直线：又称直肠颈内口，是直肠柱上端水平线，亦称 Herrmarm 线，是直肠颈内口与直肠壶腹部的分界线，在肛管直肠环的平面上，又是肛提肌的附着处。通常是临床上扩展了的肛管，它将肛管的上界延至齿状线以上 1.5 厘米处。这一水平正是内括约肌上缘、联合纵肌上端以及肛管直肠环水平，对于肛瘘手术有重要的临床意义。指诊时，手指依次向上触及狭小管腔的上缘，即达该线的位置。

（3）肛管的形态结构：

1）肛柱：直肠下端缩窄，肠腔内壁的黏膜折成隆起的纵行皱襞，皱襞突出部分称为肛柱，又称直肠柱，有 6～10 个，长 1～2 厘米，宽 0.3～0.6 厘米，儿童比较明显。直肠柱是括约肌收缩的结果，在排便或直肠扩张时此柱可消失。直肠柱上皮对触觉和温度觉刺激的感受比齿状线下部肛管更敏锐。

2）肛瓣：两直肠柱底之间有半月形黏膜皱襞，称为肛瓣。有 6～12 个瓣，肛瓣是比较厚的角化上皮，它没有"瓣"的功能。当大便干燥时，肛瓣可受粪便硬块的损伤而撕裂。

3）肛窦：又称肛隐窝，是肛瓣与两柱底之间形成的凹陷隐窝。即在肛瓣之后呈漏斗状的凹窝，口朝向直肠腔内上方，窦底伸向外下方，深 0.3～0.5 厘米，一般有 6～8 个，有导管与肛腺相连，是肛腺分泌腺液的开口，多位于后正中部，所以 85% 的肛窦炎发生在后部。根据临床观察，绝大部分的肛瘘内口在肛隐窝。因此，肛隐窝的感染是形成肛周脓肿、肛瘘的潜在原因。

4）肛乳头：肛管与肛柱连接的部位，沿齿状线排列的三角形乳头状上皮突起，肛乳头的数目不固定，多为 2～6 个，基底部发红，尖端灰白色，系纤维结缔组织。肛乳头的大小也不固定，平常很小，0.1～0.3 厘米大小，当有感染、损伤或者其他慢性刺激时，肛乳头会达到 1～2 厘米大小，甚至更大，并脱出肛门以外，影响排便，称为肛乳头肥大或者肛乳头瘤。正常的肛乳头无须治疗，肛乳头肥大或肛门乳头瘤应积极治疗，肛裂手术时应一并切除。

为了帮助记忆，此部解剖犹如手掌和五指，手指像肛柱，指根连接处的指蹼像肛瓣，指蹼背面的小凹则像肛窦，掌指关节连成锯齿状线就如同齿状线，上述比喻形象且便于理解。

5）肛腺：一种连接肛窦下方的外分泌腺体。连接肛窦与肛腺的管状部分叫肛腺导管。个体差异和自身变异很大，不是每一个肛窦都有肛腺，一般约有半数肛窦有肛腺，半数没有。成人 4～10 个，新生儿可达 50 个。多数肛腺都集中在肛管后部，两侧较少，前部缺如，肛腺常局限于肛管栉膜区的黏膜下层、内括约肌内或联合纵肌层。5 岁以下儿童多呈不规则分布。肛腺开口于窦底，平时分泌腺液储存在肛窦内，排便时可起润滑粪便的作用。由于该处常存积粪屑杂质，容易发生感染，引发肛窦炎。许多学者指出，肛窦炎是继发一切肛周疾病的祸根。95% 的肛瘘均起源于肛腺感染。

6）栉膜：齿线与括约肌间沟之间的肛管上皮，平均宽度约 1 厘米。栉膜颜色呈浅蓝色，因其下有丰富的痔血管丛所致。栉膜是皮肤和黏膜的过渡区，皮薄而致密，颜色苍白，表面光滑，从肛管纵剖面看，与其上的直肠柱及齿线相连，形似梳子，栉膜为梳背，故也称梳状区。当肛门内括约肌收缩时，可使栉膜呈环状隆起，而高于肛管表层，又称之为痔环。栉膜有重要的解剖及临床意义，栉膜下有结缔组织及内括约肌附着，有丰富的动静脉、淋巴及神经末梢，还有肛腺、肛腺导管等结构，与肛周疾病的发病密切相关。而且栉膜是肛管的最窄处，先天或后天造成的肛管狭窄症、肛管纤维样变、肛裂等疾病均好发于此。

（4）肛管毗邻：肛管两侧为坐骨直肠窝，其前方男性有尿道和前列腺，女性有阴道，后方有尾骨。

3. 肛垫

肛垫是直肠末端的唇状肉赘，肛管内齿状线上方有一宽 1.5～2 厘米的环状区。该区厚而柔软，有 12～14 个直肠柱纵列于此，为一高度特化的血管性衬垫。肛垫由扩张的静脉窦、平滑肌（Treitz 肌）、弹性组织和结缔组织构成（图 2）。它是出生后就存在的，不分年龄、性别和种族，每一个正常人既无痔的体征又无肛门症状者，肛门镜检时均可见有数目不等和大小不一的肛垫凸现于肠腔内，多呈右前、右后、左侧三叶排列，宛如海绵状结构，类似勃起组织。表面为单层柱状上皮与移行上皮，有丰富的感觉神经，是诱发排便的感觉中心，起到诱发排便感觉、闭合肛管、节制排便的作用。

（二）直肠解剖

直肠是结肠的末端，位于盆腔内，固定在盆腔腹膜的结缔组织中。上端平第 3 骶椎并与乙状结肠相接。沿骶椎腹面向下，直达尾骨尖，穿骨盆底后，下端止于齿状线与肛管相连。成人长 12～15 厘米。直肠与乙状结肠连接处最窄，向下扩大成直肠壶腹，是大肠最阔部分，下端又变狭窄。

1. 直肠的形态结构

直肠并不是笔直的。在矢状面和冠状面上都有不同程度的弯曲，在矢状面上，沿着骶尾骨的前面下行形成向后突的弯曲，称直肠骶曲，距肛门 7~9 厘米；下段绕尾骨尖向后下方在直肠颈形成一突向前的弯曲，称为直肠会阴曲，距肛门 3~5 厘米（图 3）。骶曲和会阴曲在此与肛管形成一个 90°~100° 的角，称肛直角，此角度对排便起重要作用。直肠在冠状面上还有 3 个侧屈：上方的侧屈凸向右，中间的凸向左，是 3 个侧屈中最显著的一个，最后直肠又越过中线形成一个凸向右的弯曲，但直肠的始末两端均在正中平面上。直肠上下端较狭窄，中间膨大，形成直肠壶腹，是暂存粪便的部位。但有 1/3 人没有宽阔部而呈管状。直肠的黏膜较为肥厚，在直肠壶腹部的黏膜有上、中、下 3 个半月形皱襞突入肠腔，襞内有环行肌纤维，称直肠瓣（Houston 瓣）。直肠瓣平均宽度约 1.4 厘米，平均长度约 3 厘米，约相当于直肠圆周的 2/3。直肠瓣自上而下多为左、右、左排列，左侧 2 个，右侧 1 个。它的作用是，当用力排便时，可防止粪便逆流。上瓣位于直乙结合部的左侧壁上，距肛缘 11.1 厘米。中瓣最大，位置恒定，壁内环行肌发达，有人称为肛门第三括约肌，位于直肠壶腹的右侧壁上，距肛缘 9.6 厘米，相当于腹膜反折平面，是检查和手术的标志。下瓣较小，位置不恒定，一般多位于直肠的左壁上，距肛缘 8 厘米。在做乙状结肠镜和纤维结肠镜下切除息肉手术插镜时，要注意狭窄部，直肠角沿两个弯曲进镜，到中瓣以上时，操作不能粗暴，否则会造成肠穿孔，甚至并发腹膜炎。

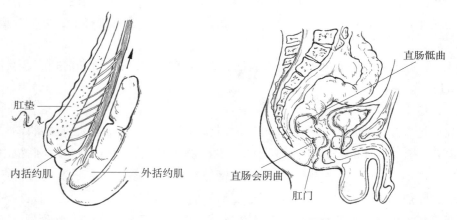

图 2　肛垫的结构　　　　图 3　肛管直肠的大体形态和弯曲（以男性为例）

2. 直肠组织结构

直肠壁的组织结构与结肠相同。直肠全层由内向外分为黏膜层、黏膜下层、肌层、外膜（浆膜）4 层。黏膜层黏膜较厚，血管丰富；黏膜下层极为松弛，易与肌层分离，内含丰富的血管、神经和肠腺；肌层为不随意肌，外层是纵肌，内层是环肌；浆膜层无特殊结构和功能。

3. 直肠的毗邻

直肠上前方有腹膜反折，男性有膀胱底、精囊和前列腺，女性有子宫。上后方为骶骨，直肠和骶骨之间有直肠固有筋膜鞘，包括血管、神经和淋巴等，如直肠上动脉、骶前静脉丛、骶神经丛。直肠上两侧有输尿管，下前方男性为前列腺，女性为子宫颈和阴道后壁；下后方有直肠后间隙、尾骨和耻骨直肠肌。在直肠与阴道之间有直肠阴道隔相隔。直肠的最末端被外括约肌深层及肛提肌围绕（图4）。

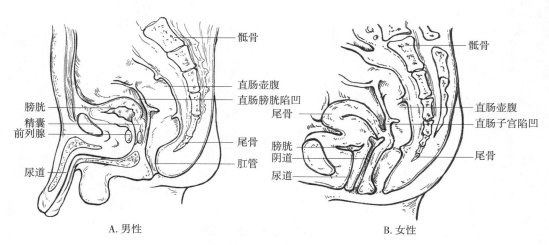

图4 直肠的毗邻（骨盆和直肠矢状切面）

4. 直肠与腹膜的关系

直肠上 1/3 前面和两侧有腹膜覆盖；中 1/3 仅在前面有腹膜并反折成直肠膀胱陷凹（男）或直肠子宫陷凹（女），即 Douglas 腔。下 1/3 全部位于腹膜外，使直肠在腹膜内外各占 1/2，直肠后面无腹膜覆盖。腹膜反折部距离肛缘约 9.6 厘米，与直肠腔中段直肠瓣平齐。一般肛门镜的长度为 8 厘米，即据此设计而成。

（三）肛管直肠周围肌肉

有两种功能不同的肌肉：一种为随意肌，位于肛管之外，即肛管外括约肌与肛提肌；另一种为不随意肌，在肛管壁内，即肛管内括约肌；中间肌层为联合纵肌，既有随意肌又有不随意肌纤维，但以后者较多。以上肌肉能维持肛管闭合及开放（图5）。

1. 肛管内括约肌

肛管内括约肌是直肠环肌延续到肛管部增厚变宽而成的，为不随意肌，属于平滑肌，肌束为椭圆形。上起自肛管直肠环水平，下止于括约肌间沟上方，长约 3 厘米，厚约 0.5 厘米，环绕外科肛管上 2/3 周，其下缘距肛缘为 1 厘米，受自主神经支配，肌内无神经节。病理切片可鉴别，内括约肌是平滑肌，外括约肌皮下部是横纹肌。肉眼观察内括约肌为珠白色，后者为淡红色。肛门内括约肌的主要功能是参与排便反射。未排便时，内括约肌呈持续性不自主的收缩状态，闭合肛管，保持一定张力，蓄积粪便。当直肠内粪便达到一定量时，通过直肠内的压力感受器和齿线区的排便感受器，可反射性引起内括约肌舒张，排出粪便。排便终止时，内括约肌恢复收缩状态，使肛管迅速排空。

2. 肛管外括约肌

肛管外括约肌被直肠纵肌和肛提肌纤维穿过，分为皮下部、浅部和深部三部分。属于横纹肌，为随意肌。围绕外科肛管一周，实际上三者之间的绝对分界线并不是非常清楚。

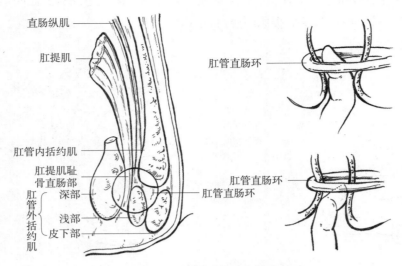

图 5　肛管括约肌及肛管直肠环

受第 2~4 骶神经的肛门神经及会阴神经支配。其作用是在静止时呈持续性收缩，闭合肛管，防止外物进入；在排便时肌肉松弛，使肛管扩张，协助排便或随意控制、切断粪便，终止排便。

（1）皮下部：宽 0.3~0.7 厘米，厚 0.3~1 厘米。为环形肌束，位于肛管下方皮下，肛管内括约肌的下方。前方肌纤维附着于会阴中心腱，后方纤维附着于肛尾韧带。手术切断外括约肌皮下部，不会影响肛门括约肌的功能。

（2）浅部：宽 0.8~1.5 厘米，厚 0.5~1.5 厘米。在皮下部与深部之间，有直肠纵肌纤维使二者分开。位于外括约肌皮下部上方，内括约肌外侧，呈梭形围绕外科肛管中部，为椭圆形肌束。前方肌束与会阴浅横肌连接，止于会阴体；后方两股肌束止于尾骨，并参与构成肛尾韧带。外括约肌浅部与深部被联合纵肌分支纤维贯穿，手术时不易分清。需根据切开的宽度和深度判断外括约肌浅部是否切开。如同时切开两侧外括约肌浅部，虽不会完全失禁，但可产生肛门松弛。

（3）深部：宽 0.4~1 厘米，厚 0.5~1 厘米。位于浅部的外上方为环形肌束，环绕内括约肌及直肠纵肌层外部，其后部肌束的上缘与耻骨直肠肌后部接触密切。手术时切断一侧不会失禁。前方肌束与会阴深横肌连接，止于两侧坐骨结节。

外括约肌是随意肌，受脊神经支配，当直肠内蓄存一定量粪便、产生便意后，若无排便条件，外括约肌在大脑皮层控制下可随意地抑制排便，加强收缩阻止粪便排出，并使直肠产生逆蠕动，将粪便推回乙状结肠，便意消失。若外括约肌受损或松弛时，这种随意自控作用就会减弱。

3. 联合纵肌

联合纵肌起于肛管直肠连接处，止于肛门外括约肌上方，由直肠纵肌与肛提肌的肌束在肛管上端平面汇合形成，是集平滑肌纤维、少量横纹肌纤维以及大量弹力纤维于一体的肌束。联合纵肌的肌束下降后分为 3 束：一束向外，行于外括约肌皮下部与浅部之间，形成间隔将坐骨肛门窝分成了深浅两部；一束向内，行于外括约肌皮下部与内括约肌下缘之间，形成肛门肌间隔，止于括约肌间沟处的皮肤，在内括约肌的内侧皮下形成肛门黏膜下肌；再一束向下，穿过外括约肌皮下部，止于肛周皮肤，形成了肛门皱皮肌。联合纵肌根据起源不同可分内侧、中间和外侧3层：内侧纵肌是直肠纵肌的延长，属于平滑肌；中间纵肌是肛提肌悬带，属于横纹肌；外侧纵肌是耻骨直肠肌与外括约肌深部向下的延伸，属于横纹肌。3层在内括约肌下方形成中心腱，由腱分出很多纤维隔，这些纤维隔成为肛管结缔组织，将肛管的各种组织缚在一起，保持肛管位置，维持肛门功能，对排便起重要作用。

联合纵肌在临床上有重要意义：

（1）固定肛管：由于联合纵肌分布在内外括约肌之间，属于肛管各部分的中轴，似肛管的骨架，借助放射状纤维把内/外括约肌、耻骨直肠肌和肛提肌联合等箍紧在一起，形成一个功能整体，并将其向上外方牵拉，所以就成了肛管固定的重要肌束。这些纵肌纤维不仅能固定括约肌，而且通过肛周脂肪等附着于骨盆壁和皮肤，对防止直肠黏膜脱垂和内痔脱出有很大作用，如联合纵肌松弛或断裂，就会引起肛管外翻和黏膜脱垂。

（2）协调排便：联合纵肌把内、外括约肌和肛提肌连接在一起，形成排便的控制肌群。这里联合纵肌有着协调排便的重要作用。虽然它本身对排便自控作用较小，但内、外括约肌的排便反射动作都是依赖联合纵肌完成的。所以联合纵肌在排便过程中起着统一动作、协调各部的作用，可以说是肛门肌群的枢纽。

（3）疏导作用：联合纵肌分隔各肌间后在肌间形成了间隙和隔膜，这就有利于肌群的收缩和舒张运动，但也给肛周感染提供了蔓延的途径。联合纵肌之间共有4个括约肌间隙，最内侧间隙借穿过内括约肌的肌纤维与黏膜下间隙交通，最外侧间隙借外括约肌中间祥内经过的纤维与坐骨直肠间隙交通。内层与中间层之间的间隙向上与骨盆直肠间隙直接交通，外层与中间层之间的间隙向外上方与坐骨直肠间隙的上部交通。所有括约肌间隙向下均汇总于中央间隙。括约肌间隙是感染沿直肠和固有肛管蔓延的主要途径。

4. 肛管直肠环

肛管直肠环是由肛管外括约肌浅部、深部，肛管内括约肌，耻骨直肠肌、联合纵肌环绕肛管直肠连接处所形成的肌环（图5）。肛管直肠环在临床检查上十分重要，此环后侧较前方发达。肛门指检时，此环后侧及两侧有"U"形绳索感。维持肛门的自制功能，控制排便。手术时切断外括约肌浅部，又切断肛管直肠环，可引起完全性肛门失禁。

（四）肛管直肠周围间隙

肛管直肠周围有许多潜在性间隙，是感染的常见部位。间隙内充满脂肪结缔组织，神经分布很少，容易感染发生脓肿。在肛提肌上方的间隙（高位）有骨盆直肠间隙、直肠后间隙、黏膜下间隙等，形成的脓肿称为高位脓肿。在肛提肌下方的间隙（低位）有坐骨直肠间隙和肛管后间隙、皮下间隙等，形成的脓肿称为低位脓肿（图6）。

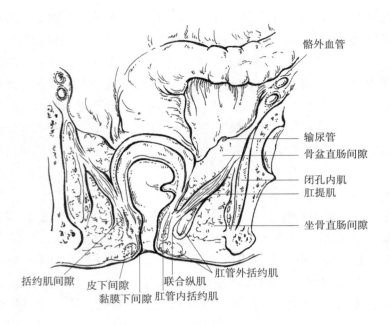

图 6　肛管直肠后间隙（矢状面）

1. 肛提肌上间隙（高位间隙）

（1）骨盆直肠间隙：在直肠两侧与骨盆之间，左右各一，位于肛提肌之上。上为盆腔腹膜，下为肛提肌，前面在女性以阔韧带为界，在男性以膀胱和前列腺为界，后面是直肠侧韧带。由于该间隙位置高，处于自主神经支配区，痛觉不敏感，所以感染化脓后症状比较隐蔽，常常不易被发现，容易误诊。必须直肠指诊，触到波动性肿块方可确诊。脓液可通过括约肌间隙至中央间隙，进而至坐骨肛管间隙发生脓肿，左右间隙无交通。

（2）直肠后间隙：又称骶前间隙。位于上部直肠固有筋膜与骶前筋膜之间，上为腹膜反折部，下为肛提肌，前为直肠，后为骶前筋膜。间隙内含有骶神经丛、交感神经支及骶中与痔中血管等。其上方开放，脓液可向腹膜后扩散。此间隙与两侧骨盆直肠间隙相通，与直肠侧韧带相邻。脓液可向骨盆直肠间隙蔓延，形成高位蹄铁状脓肿。

（3）直肠黏膜下间隙：位于齿线上的直肠黏膜下层与直肠环肌之间。间隙内有痔静脉丛、毛细淋巴丛和痔上动脉终末支等。直肠黏膜脱垂时，点状注射硬化剂在此间隙内，可使痔静脉丛硬化萎缩，使黏膜与肌层粘连固定。感染后可形成黏膜下脓肿，发生脓肿时症状不明显，肛门指检可触到突向肠腔、有波动的肿块。

2. 肛提肌下间隙（低位间隙）

（1）坐骨直肠间隙：亦称坐骨直肠窝。位于直肠与坐骨结节之间，左右各一。上界为肛提肌，下界为肛管皮下间隙，内侧为肛门括约肌，外侧为闭孔内肌，前侧为会阴浅横肌，后侧为臀大肌。左右间隙在肛门后方与肛管后深间隙有交通。发生脓肿时可向肛管后深间隙蔓延，形成"C"形脓肿，此间隙最大，可容纳60毫升脓液，若超过90毫升脓液，提示已蔓延至对侧形成蹄铁形脓肿，或提示向上穿破肛提肌进入骨盆直肠间隙，形成哑铃形脓肿。

（2）肛管后间隙：位于肛门及肛管后方，以肛尾韧带为界将此间隙分为深、浅两个间隙，与两侧坐骨直肠间隙相通。

（3）肛管前间隙：位于肛门及肛管前方，又可分为肛管前深、浅两个间隙。

（4）皮下间隙：位于外括约肌皮下部与肛周皮肤之间。该间隙内有皱皮肌、外痔静脉丛及脂肪组织。间隙向上与中央间隙相通，向外与坐骨直肠间隙直接连通。

3. 括约肌间隙

位于联合纵肌的内、外括约肌之间，所有括约肌间隙向下均汇总于中央间隙。括约肌间隙是感染沿肛管扩散的重要途径。

4. 中央间隙

位于联合纵肌下端与外括约肌皮下部之间，环绕肛管上部一周。该间隙向外通坐骨直肠间隙，向内通黏膜下间隙，向上通括约肌间隙。中央间隙与肛周感染的蔓延方向有重要关系。

（五）肛管直肠周围血管

1. 动脉

肛门直肠部的血管十分丰富，肛管直肠血管主要来自直肠上动脉、直肠下动脉、骶中动脉和肛门动脉（图7）。

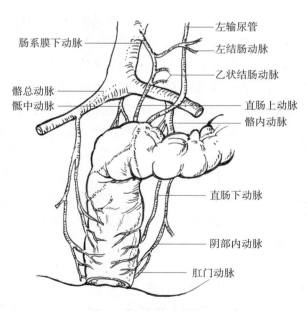

左输尿管
肠系膜下动脉
左结肠动脉
乙状结肠动脉
髂总动脉
骶中动脉
直肠上动脉
髂内动脉
直肠下动脉
阴部内动脉
肛门动脉

图 7　直肠肛管动脉供应

其动脉之间有丰富的吻合支。直肠上动脉和骶中动脉是单支，直肠下动脉和肛门动脉左右成对，即：

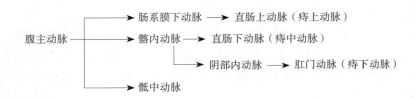

（1）直肠上动脉：又称痔上动脉，来自肠系膜下动脉，是肠系膜下动脉的终末分支，是直肠血管最大、最主要的一支，起于乙状结肠动脉最下支起点的下方，在第 3 骶骨水平与直肠上端后面分为两支。循直肠两侧下行，穿过肌层到齿状线上方黏膜下层，分出数支，在齿状线上方与直肠下动脉、肛门动脉吻合。齿状线上右前、右后和左侧有 3 个主要分支，传统观点认为是内痔的好发部位。直肠上动脉左、右支之间没有肠壁外吻合，形成直肠乏血管区，被认为是直肠低位前切除时肠瘘发生率高的原因。

（2）直肠下动脉：又称痔中动脉。位于骨盆两侧，是髂内动脉的一个分支，在腹膜下向前内行，在骨盆直肠间隙内沿直肠侧韧带分布于直肠前壁肌肉，在黏膜下层与直肠上动脉、肛门动脉吻合。通常有 2 个或几个分支，直肠下动脉主要供血给直肠前壁肌层和直肠下部各层。直肠下动脉管径一般很小，为 0.1 ~ 0.25 厘米，分布和分支都不规律。断裂后不会引起严重出血，但有 10% 的病例出血也很剧烈，故手术时也应予以结扎。

（3）肛门动脉：又称痔下动脉。起自坐骨棘上方的阴部内动脉，在会阴两侧，经坐骨直肠间隙外侧壁上的 Alcock 管至肛管，主要分布于肛提肌、内外括约肌和肛周皮肤，也分布于下段直肠。肛门动脉可分成向内、向上、向后 3 支。各分支通过内外括约肌之间或外括约肌的深浅两部之间，到肛管黏膜下层与直肠上、下动脉吻合。80% 以上的人群两侧肛门动脉在肛门后方无吻合，导致肛门后方组织血管分布不足，供血较会阴区及肛门两侧严重不足，造成此处肛裂好发。坐骨直肠间隙脓肿手术时，常切断肛门动脉分支，因其细小，一般不会引起大出血。

（4）骶中动脉：来自腹主动脉，由腹主动脉分叉部上方约 1 厘米处的动脉后壁发出，沿第 4 ~ 5 腰椎和骶尾骨前面下行，行于腹主动脉、左髂总静脉、骶前神经、痔上血管和直肠的后面行至尾骨。有细小分支到直肠，与直肠上、下动脉吻合。血液供应微小，对肛门直肠的血供不是主要的。

2. 静脉

肛管直肠静脉与动脉排列相似，相伴而行，以齿状线为界分为两个静脉丛：痔上静脉丛和痔下静脉丛，分别汇入门静脉和下腔静脉（图 8）。痔上、痔下静脉丛在肛门白线附近有许多吻合支，使门静脉与体静脉相通。

（1）痔上静脉丛→直肠上静脉→肠系膜下静脉→脾静脉→门静脉。

（2）痔下静脉丛→肛门静脉→阴部内静脉→髂内静脉→下腔静脉。

近年来，痔的血液成分研究表明，内痔血液是动脉血，与直肠上静脉无静脉瓣和门静脉高压无关。内痔"静脉扩张"的病因学说，则被有些人否认。

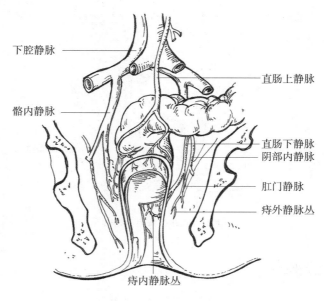

图 8　直肠肛管的静脉

（六）肛管直肠淋巴引流

肛门直肠的淋巴引流亦是以齿状线为界，分上、下两组（图 9）。在齿状线上方，起于直肠和肛管上部，流入腰淋巴结，属于上组。在齿状线下方起于肛管和肛门，流入腹股沟淋巴结，属于下组。

1. 上组

在齿状线上，汇集直肠和肛管上部淋巴管，包括直肠黏膜、黏膜下层、肌层、浆膜下以及肠壁外淋巴网。经壁外淋巴网有向上、向两侧、向下 3 个引流方向：

（1）向上至直肠后淋巴结，再到乙状结肠系膜根部淋巴结，沿直肠上动脉到肠系膜下动脉淋巴结，最后到腰部淋巴结，这是直肠最主要的淋巴引流途径。

（2）向两侧在直肠侧韧带内经直肠下动脉旁淋巴结引流到盆腔侧壁的髂内淋巴结。

（3）向下穿过肛提肌至坐骨直肠间隙，沿肛门动脉、阴部内动脉旁淋巴结到达髂内淋巴结。

2. 下组

在齿状线下，汇集肛管下部、肛门和内外括约肌淋巴结。起自皮下淋巴丛，互相交通。有两个引流方向：向周围穿过坐骨直肠间隙沿闭孔动脉旁引流到髂内淋巴结；向下外经会阴及大腿内侧下注入腹股沟淋巴结，最后到髂外或髂总淋巴结。

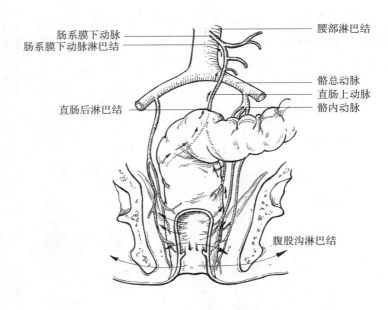

图 9　直肠肛管淋巴引流

（七）肛管直肠神经

1. 直肠神经

直肠神经为自主神经。以齿状线为界，齿状线以上，由交感神经与副交感神经双重支配（图 10），称为无痛区。

（1）交感神经。

主要来自骶前（上腹下）神经丛。该丛位于骶前，腹主动脉分叉下方。在直肠固有筋膜外形成左、右两支，向下走行到直肠侧韧带两旁，与来自骶交感干的节后纤维和第 3~4 骶神经的副交感神经形成盆（下腹下）神经丛。交感神经的功能是抑制直肠蠕动，减少腺体分泌，使内括约肌收缩，控制排便。

（2）副交感神经。

对直肠功能的调节起主要作用，来自盆神经，含有连接直肠壁便意感受器的副交感神经。直肠壁内的感受器在直肠上部较少，越往下部越多，直肠手术时应予以注意。第 2~4 骶神经的副交感神经形成盆神经丛后分布于直肠、膀胱和海绵体，是支配排尿和阴茎勃起的主要神经，所以亦称勃起神经。在盆腔手术时，要注意避免损伤。

2. 肛管神经

齿状线以上的肛管及其周围结构主要由阴部内神经的分支支配。位于齿状线以下，其感觉纤维异常敏锐，称有痛区。

主要分支有肛门神经、前括约肌神经、会阴神经和肛尾神经。在这种神经中，对肛门功能起主要作用的是肛门神经（图 11）。

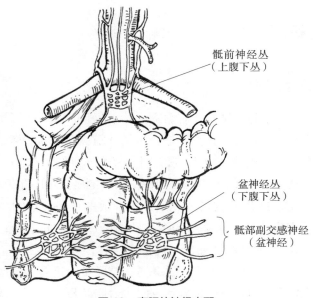

图 10 直肠的神经支配

肛门神经起自阴部神经（S2～S4 后支组成），与肛门动脉伴行，通过坐骨直肠窝，分布于肛提肌、外括约肌以及肛管皮肤和肛周皮肤。

肛管和肛周皮肤神经丰富，痛觉敏感，炎症或手术刺激肛周皮肤，可使外括约肌和肛提肌痉挛，引起剧烈疼痛。

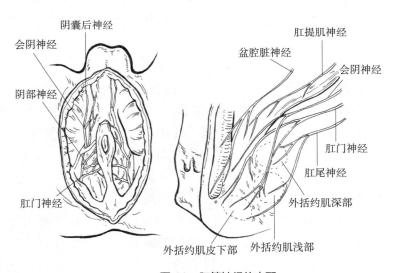

图 11 肛管神经的支配

■ 二、结肠的解剖

（一）结肠的形态结构

结肠介于盲肠和直肠之间，结肠在右髂窝内续于盲肠，在第3骶椎平面连接直肠。结肠起自回盲瓣，止于乙状结肠与直肠交界处，包括盲肠、升结肠、横结肠、降结肠和乙状结肠，结肠长度存在一定的差异，成人结肠全长平均150厘米（120～200厘米）。结肠各部直径不一，盲肠直径7.5厘米，向远侧逐渐变小；乙状结肠末端直径仅有2.5厘米。结肠有3个解剖标志：①结肠带：为肠壁纵肌纤维形成的3条狭窄的纵行带。结肠带在盲肠、升结肠及横结肠较为清楚，从降结肠至乙状结肠逐渐不明显。②结肠袋：由于结肠带比附着的结肠短1/6，因而结肠壁缩成了许多囊状袋，称结肠袋。③肠脂垂：由肠壁黏膜下的脂肪组织集聚而成。在结肠壁上，尤其是在结肠带附近有多数肠脂垂，在乙状结肠较多并有蒂。肠脂垂的外面为腹膜所包裹，有时内含脂肪量过多，可发生扭转，甚或陷入肠内，引起肠套叠。

1. 盲肠

盲肠长约6厘米，直径约7厘米，为大肠起始部，是结肠壁最薄、位置最浅的部分。正常位于右髂窝，腹股沟韧带外侧半的上方，偶见于肝下或盆腔内，形成游离盲肠。回肠进入盲肠的开口处，称回盲瓣，其作用为防止结肠内容物反流入小肠。在盲肠与升结肠连接处有回盲瓣，其顶端内侧有阑尾，其长5～7厘米，最长可达15厘米，短者仅0.2厘米，也有双阑尾畸形。阑尾为腹膜内位器官，常见位置有回肠下位、盲肠后位、盲肠下位和回盲前位。

2. 升结肠

升结肠长12～20厘米，直径为6厘米。位于腹腔右侧，是盲肠的延续，上至肝右叶下方，向左弯成结肠右曲（肝曲）而移行于横结肠。升结肠较降结肠稍接近躯干正中线。下端平右髂嵴。上端在右第10肋处横过腋中线。其在背部的投影，约相当于腰椎的横突附近。

3. 结肠肝曲

结肠肝曲又称结肠右曲，是结肠经升结肠转为横结肠的部位。位于右侧第9和第10肋软骨下面，起于升结肠，在肝右叶下面与右肾下极前面之间向下向前，然后向左与横结肠连接，有腹膜遮盖，内侧前方有胆囊底，内侧后方有十二指肠降部及右肾，因紧靠胆囊，胆结石可穿破胆囊到结肠内。肝曲比脾曲位置较低也浅，也不如脾曲固定。当结肠肝曲由肝前间隙或肝后间隙进入肝脏与膈之间，可引起右季肋部隐痛、腹胀甚至消化道梗阻等症状，称为间位结肠综合征，也称为 Chilaiditi 综合征。

4. 横结肠

横结肠长40～50厘米，直径为5.2厘米。自结肠右曲开始横位于腹腔中部，于脾门下方弯成锐角，形成结肠左曲（脾曲），向下移行于降结肠。

5. 结肠脾曲

结肠脾曲是横结肠末端与降结肠连接的部分。脾曲位置高而深，是结肠最固定的部分，手术分离困难。除其后面与胰腺尾连接处以外，都有腹膜遮盖。前方有胃体及肝左叶的一部分，后与左肾及胰腺尾相连。脾结肠韧带为三角形，在脾曲外侧，向上向内与膈肌相连。韧带内有少数血管，如横结肠远段和降结肠近段有病变时，韧带内血管常增多。游离脾曲时，应先结扎切断胃结肠韧带，再分离降结肠，将左半横结肠牵紧、即可看清脾结肠韧带，结扎切断，以免损伤脾脏。由于横结肠过长、下垂，脾曲部解剖位置过高，弯曲角度太小、太急而导致肠腔狭窄，使肠内气体或粪便积滞，称为脾曲综合征。

6. 降结肠

降结肠长 25～30 厘米，直径 4.4 厘米。自结肠脾曲开始，向下并稍向内至左髂嵴平面移行于乙状结肠。降结肠较升结肠距正中线稍远，管径较升结肠为小，位置也较深。

7. 乙状结肠

乙状结肠是位于降结肠和直肠之间的一段大肠。乙状结肠的长度变化很大，有的长达90 厘米，短的长约 10 厘米，成人一般为 40 厘米左右。肠腔直径为 4.2 厘米。

8. 回盲部

回盲部是临床常用的一个名词，但其范围尚不够明确，似应包括回肠末段（约 10 厘米）、盲肠、阑尾和升结肠起始部（约 1/3 段）。回盲部是肠管炎症、结核、肿瘤、套叠和溃疡的好发部位，临床上极为重要。

（二）结肠的血管

1. 动脉

右半结肠的动脉来自肠系膜上动脉分出的中结肠动脉右侧支、右结肠动脉和回结肠动脉。横结肠的血液供应来自肠系膜上动脉的中结肠动脉。左半结肠动脉来自肠系膜下动脉分出的左结肠动脉和乙状结肠动脉。此处还有边缘动脉和终末动脉（图 12）。

（1）肠系膜上动脉：起自腹主动脉，从十二指肠水平部与胰体下缘间穿出，在小肠系膜根部的两层腹膜中向右下方走行。其下行的过程呈轻度弯曲，弯曲的凸侧朝向左下方，弯曲的凹侧朝向右侧，肠系膜上静脉在其右侧伴行。弯曲的凸侧发出肠动脉 12～16 支供应小肠。而其凹侧则发出中结肠动脉、右结肠动脉及回结肠动脉供应结肠。

1）中结肠动脉：在胰腺下缘起于肠系膜上动脉，自胃左后方进入横结肠系膜，向下向前向右，分成左、右两支。右支在肝曲附近与右结肠动脉的升支吻合，供应横结肠 1/3，左支主要与左结肠动脉的外支吻合，供给左 2/3 横结肠。因其位于中线右侧，在横结肠系膜的左半有一无血管区，大多在此区穿过横结肠系膜进行手术。约 25% 的人无中结肠动脉，由右结肠动脉的一支代替，少数人有 2 支中结肠动脉。

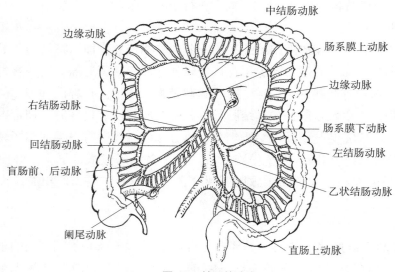

图 12　结肠的动脉

2）右结肠动脉：在中结肠动脉起点下 1～3 厘米处起于肠系膜上动脉，在腹膜后，右肾下方处向右横过下腔静脉、右侧精索或卵巢血管和右输尿管，分成升降 2 支。升支主要与中结肠动脉的右支吻合，降支与回结肠动脉升支吻合。右结肠动脉供给升结肠和肝曲结肠血液。

3）回结肠动脉：在右结肠动脉起点下方起于肠系膜上动脉，有时与结肠动脉合成一条主干，在十二结肠水平部下方分成升降 2 支。升支与右结肠动脉降支吻合；降支到回盲部分成前后 2 支，与肠系膜上动脉的回肠支吻合，此动脉供应升结肠下段、回盲部和回肠末段。

（2）肠系膜下动脉：距腹主动脉分叉上方 3～4 厘米，由十二指肠降段下缘，起于腹主动脉前面，向下向左，横过左髂总动脉，成为直肠上动脉，其分支有左结肠动脉和乙状结肠动脉。

1）左结肠动脉：在十二指肠下方由肠系膜下动脉左侧分出，在腹膜后向上向外横过精索或卵巢血管、左输尿管及肠系膜下静脉，行向脾曲，分成升降 2 支。升支向上横过左肾下极，主要与中结肠动脉的左支吻合，供给降结肠上段、脾曲和左 1/3 横结肠；降支向左，又分成升降 2 支与乙状结肠吻合，供给降结肠下段。有的左结肠动脉与中结肠动脉之间无吻合，边缘动脉也很少，此处称为 Pollan 点，手术时应注意。

2）乙状结肠动脉：一般为 1～3 支，但也可多达 7 支，直接起自肠系膜下动脉，或与左结肠动脉共干发出。乙状结肠动脉行于乙状结肠系膜内，每支又分为升支与降支，它们除彼此呈弓状吻合外，最上一支乙状结肠动脉的升支与左结肠动脉的降支吻合，最下一支乙状结肠动脉的降支与直肠上动脉的分支吻合。

（3）边缘动脉：各结肠动脉间互相吻合形成的连续动脉弓称为边缘动脉，由回盲部到直肠乙状结肠接连处，与肠系膜边缘平行。这种吻合可由单一动脉接连，或由一、二级动脉弓接连，对结肠切除有重要关系。如边缘动脉完好，在肠系膜下动脉起点结扎切断，仍能维持左半结肠血液供应。但边缘动脉保持侧支循环距离不同，有的中结肠动脉与左结肠动脉之间缺乏吻合，有的右结肠动脉与回结肠动脉之间缺乏吻合。因此，结肠切除前应注意检查边缘动脉分布情况，如果结肠断端血供不良，则容易造成肠段缺血，导致吻合口漏或肠坏死。

（4）终末动脉：由边缘动脉分出长短不同的小动脉，与结肠成垂直方向到结肠壁内。其短支由边缘动脉或由其长支分出，分布于近肠系膜侧的肠壁。长支由边缘动脉而来，在浆膜与肌层之间，到结肠带下方，穿过肌层。与对侧的分支吻合，分布于黏膜下层。肠脂垂根部常伴有终末动脉，切除肠脂垂时不可牵拉动脉以免损伤。在行结肠与结肠吻合时，需切除两端结肠的终末支及系膜约 1 厘米，保证吻合口浆膜层对合，防止吻合口漏；如终末支结扎切断过多也会发生吻合口漏。

2. 静脉

结肠壁内静脉丛汇集成小静脉，在肠系膜缘汇合成较大静脉，与结肠动脉并行，成为与结肠动脉相应的静脉。中结肠静脉、右结肠静脉和回结肠静脉合成肠系膜上静脉入门静脉。左半结肠静脉经过乙状结肠静脉和左结肠静脉，成为肠系膜下静脉，在肠系膜下动脉外侧向上到十二指肠空肠由外侧转向右，经过胰腺后方入脾静脉，最后入门静脉。

（三）结肠的淋巴引流

结肠的淋巴系统主要与结肠的动脉伴行。结肠淋巴组织以回盲部最多，乙状结肠次之，肝曲和脾曲较少，降结肠最少，分为壁内丛、中间丛和壁外丛（图 13）。

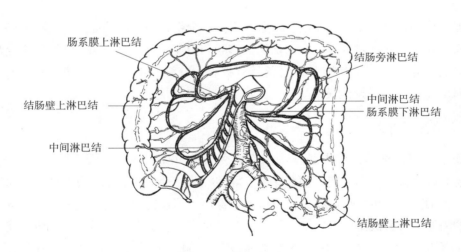

图 13 结肠的淋巴系统

1. 壁内丛

壁内丛包括结肠黏膜、黏膜下层、肌间和黏膜下淋巴丛。由小淋巴管互相交通，并与上方和下方的淋巴网相连，以围绕肠壁的交通丰富。因此，结肠癌易围绕肠壁环形蔓延而形成梗阻。

2. 中间丛

中间丛为连接壁内丛和壁外丛的淋巴管。

3. 壁外丛

壁外丛包括肠壁外的淋巴管和淋巴丛。

结肠淋巴结分为 4 组：①结肠上淋巴结：位于肠壁肠脂垂内，沿结肠带最多，在乙状结肠最为显著。②结肠旁淋巴结：位于边缘动脉附近及动脉和肠壁之间。③中间淋巴结：位于结肠动脉周围。④中央淋巴结：位于结肠动脉根部及肠系膜上、下动脉周围，再引至腹主动脉周围腹腔淋巴结。肿瘤转移可沿淋巴网转移至不同的淋巴结，转移至不同组淋巴结，其预后差异较大。

（四）结肠的神经支配

结肠的神经为自主神经，含有交感神经和副交感神经两种纤维。右半结肠和左半结肠的神经供应有所不同。右半结肠由迷走神经发出的副交感神经纤维和由肠系膜上神经丛发出的交感神经纤维供应。由肠系膜上神经丛发出的神经纤维，随结肠动脉及其分支分布于右半结肠的平滑肌和肠腺。左半结肠由盆神经发出的副交感神经纤维和肠系膜下神经丛发出的交感神经纤维供应。交感神经有抑制肠蠕动和使肛门内括约肌收缩的作用。副交感神经有增加肠蠕动、促进分泌、使肛门内括约肌松弛的作用。肠感受器很多是副交感神经，有牵张、触觉、化学和渗透压感受器。

三、肛肠生理学

生理学是以生物机体的生命活动现象和机体各个组成部分的功能为研究对象的一门学科。研究肛肠生理学，对肛肠疾病的认识、诊断和治疗具有重要作用。结肠的主要功能是消化、吸收、储存、分泌和排泄；直肠具有吸收、分泌、排泄和免疫功能，但无消化功能；肛管的主要功能是排泄粪便。

（一）消化功能

结肠内有很多细菌，以大肠埃希菌为主，约占 70%；其次为厌氧杆菌，约占 20%。此外，还有链球菌、变形杆菌、葡萄球菌、乳酸杆菌、芽孢和酵母，也有极少量原生物和螺旋体。肠细菌对产生生理需要的物质有重要作用。当食物内缺乏维生素时，在肠内可根据人体的需要调节合成维生素，这些细菌消化纤维素，合成各种维生素，如维生素 K、维生素 B_1、维生素 B_2、维生素 H 和维生素 B_{12} 等。因此，对人体的营养具有重要意义。若长期使用广谱抗生素，肠内细菌被大量抑制或杀灭，可导致维生素合成和吸收不良，引起B 族维生素和维生素 K 缺乏。

正常人的消化道中，约含 150 毫升气体，其中 50 毫升在胃内，100 毫升在大肠内，小肠内几乎无气。大肠内的气体主要有氮气、二氧化碳、甲烷、氢气及少量氧气，约占 99%，无味；另有 1% 的气体有臭味，主要有氨气、硫化氢、挥发胺等。人体每天平均约有 1000 毫升的气体以屁气的形式排出肛门。如果某段大肠发生梗阻或运动停滞，则很快发生气体积存而引起腹胀。

由于大肠细菌发酵产生的气体中含有氢气及甲烷（浓度分别为 0.6% ~ 47% 和 0% ~ 26%），均为易爆气体，它们在空气中可引爆的浓度为 4% ~ 75% 和 5.3% ~ 14%。这些气体可在行电子结肠镜电灼等操作时引起爆炸事故，应予以重视。

（二）吸收功能

直肠和结肠都有一定的吸收功能，主要吸收钠离子等电解质和水，同时结肠还吸收短链脂肪酸、氨和其他细菌代谢产物。

1. 水分的吸收

成年人消化道中每天有 5000 ~ 6000 毫升液体，其中大部分在小肠中被吸收，每天仅有 500 ~ 1000 毫升的食糜通过回盲瓣到盲肠，通过大肠进一步吸收（80%），故粪便中仅含有 100 ~ 150 毫升的水分。现代生理学的研究表明，结肠吸收水的机制主要是伴随和依赖溶质的吸收。由于钠和氯等溶质被吸收，使肠黏膜两侧继发形成渗透梯度，使水分从肠腔透过黏膜被吸收入血。此外，大肠能通过体内醛固酮、血管紧张素、神经垂体释放的抗利尿激素等调节钠的吸收，有效地保留钠，从而保留水分。

2. 电解质吸收

Na^+ 和 Cl^- 是构成细胞外液的主要电解质，维持机体细胞外液的晶体渗透压，是维持正常血容量的必备因素。正常人每天从大肠吸收 55 ~ 70 毫摩 Na^+ 和 28 ~ 34 毫摩 Cl^-，Na^+ 是结肠吸收的主要离子，升结肠和横结肠是其吸收的主要场所，尤其是右半结肠内，对 Na^+ 的吸收主要是通过主动转运（钠泵的作用）机制实现的。Cl^- 的吸收与 Na^+ 的吸收一样是主动性的，Cl^- 逆浓度梯度和电位梯度把肠腔内的 Cl^- 运输到血液中，完成吸收过程。氨主要来源于食物中的氮，以及脱落上皮和细菌碎片进入结肠后经细菌分解，氨在大肠内的吸收主要以非离子形式，NH_3 通过弥散作用进入肠黏膜细胞而被吸收，受肠腔 pH 影响，pH 降低时，氨的吸收减少，所以大肠是产生氨和吸收氨的重要部位。

3. 其他物质吸收

大肠还能对短链脂肪酸、纤维素、胆汁酸、钾、尿素、葡萄糖、氨基酸、胆盐、药物和其他水溶性物质进行吸收，但不能吸收蛋白质和脂肪。

（三）分泌功能

结、直肠黏膜内有许多分泌腺，可分泌大量黏液。此外，结、直肠上皮细胞还分泌水、K^+、HCO_3^-。因此，结、直肠管腔的分泌液为碱性液体，pH 为 8.3 ~ 8.4。此种分泌液可润滑粪便，减少食物残渣对肠黏膜的摩擦，保护结肠和直肠黏膜；粘连结肠内容物，有助于粪便的形成。越是远端，分泌黏液越多，直肠内杯状细胞越多，分泌黏液量也更多。结、直肠液的分泌主要由食物残渣对肠壁的直接刺激或通过局部神经丛反射引起；此外，各种化学、机械及交感、副交感神经的活动均可影响其分泌，如直肠绒毛乳头状瘤、多发性息肉，常排出大量黏液。肛腺也分泌腺液潴留在肛窦内，当排便时被挤出润滑粪便以利于排出，也有保护肛管的作用。有的细胞分泌激素如血管活性激肽，能刺激肠液分泌，松弛肠肌。

（四）运动功能

由于大肠的主要功能是吸收食糜中的水和电解质，形成和贮存粪便，因此无须强烈运动。大肠的基本运动形式有袋状往返运动、蠕动和集团蠕动。

1. 袋状往返运动

袋状往返运动是空腹及安静时最多见的运动形式。结肠壁环行肌无规律的收缩使黏膜折叠成袋状，这种收缩在不同部位交替反复发生，是一种往返运动，使袋内的肠内容物向近侧和远侧做短距离活动，使肠内容物不断地混合，因此又称混合运动。这种运动形式多见于近端结肠，有利于水电解质的吸收，使粪流变稠、干燥。

2. 蠕动

蠕动由一些稳定向前的收缩波组成。数节肠段一致收缩，将肠内容物推进到远侧肠内，是结肠运送的主要形式。结肠的蠕动波与小肠相似，但速度比小肠慢得多。蠕动自肝曲开始，以每分钟 1~2 厘米的速度将肠内容物向前推进。收缩波前面的肌肉舒张，舒张的肠段往往充有气体，收缩波后面则保持在收缩状态，使该段肠管排空并闭合，可持续 5 分钟到 1 小时之久。

3. 集团蠕动

集团蠕动是一种进行较快、推进较远（可达 15 厘米）、收缩强烈的蠕动。每天发生 1~3 次。常从结肠肝曲开始，将大便推进到降结肠。如大便在乙状结肠，则可被推进入直肠。常在进餐后发生，尤其多见于早餐后 1 小时内，可能为进食后引起胃 – 结肠反射或十二指肠 – 结肠反射所致，如果此反射过分敏感，则每餐之后均有排便活动，多见于儿童。

正常人的结肠以恒定的速度将肠内容物向前传送，每小时约 5 厘米，进食后可达每小时 10 厘米。常用结肠传输试验评定结肠的传输功能判断便秘是慢传输型，还是正常传输型。

（五）免疫功能

结肠黏膜表面广泛地被覆着免疫球蛋白，直肠黏膜内有免疫活性细胞，二者组成了体液免疫和细胞免疫体系。肠道分泌液中的免疫球蛋白主要是分泌性 IgA，是黏膜局部抗感染免疫的重要因素，IgG 对肠道免疫起辅助作用。肛管区局部组织具有对抗肠内细菌的特殊免疫机构，即肛管自移行上皮至复层扁平上皮内，有散在的梭形细胞。肛管区如发生炎症，则移行上皮和扁平上皮内 IgA 分泌亢进，可抗感染，经内痔切除标本 IgA 组织染色可证实，故肛门疾病手术后创口很少发生严重感染。

第三节 盆底的解剖及生理功能

一、盆底概述

盆底主要由肌、韧带和筋膜组成，起封闭骨盆下口的作用，支持膀胱、生殖器官和直肠。盆底有两种定义：在解剖学上，盆底指盆膈，盆膈以下封闭骨盆下口的全部软组织称会阴。盆膈是由肛提肌、尾骨肌及其筋膜构成的漏斗形肌板，其前部有盆膈裂孔，由会阴部的尿生殖膈将其封闭。尿生殖膈是由会阴深横肌及其筋膜构成的三角形肌板。从临床观点来看，盆底包括的范围较广，即自盆腔腹膜以下至会阴皮肤的全部肌肉筋膜层，由上而下依次为：腹膜、盆内筋膜、盆膈、尿生殖膈、肛门外括约肌和尿生殖肌群浅层。骨盆的骨性支架包绕盆底组织，其中耻骨联合、坐骨结节、坐骨棘、骶骨、尾骨等骨性结构有重要的韧带和肌腱锚定作用。目前较为统一的观点认为，盆底结构由外到内由 3 层构成：外层，即浅层筋膜与浅层肌；中层，即尿生殖膈；内层，即盆膈（图 14）。

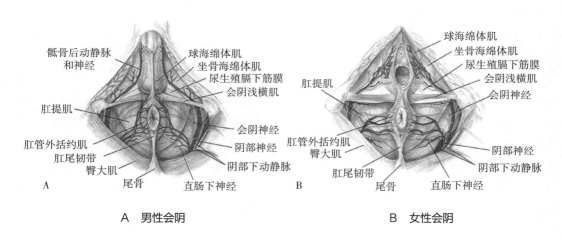

A 男性会阴　　　　　　　　B 女性会阴

图 14 会阴解剖结构

（一）盆底外层

盆底外层肌包括球海绵体肌、坐骨海绵体肌、会阴浅横肌及肛门外括约肌，坐骨海绵体肌始于坐骨结节内侧，沿坐骨升支及耻骨降支前行，会阴浅横肌从两侧坐骨结节内侧面中线向中心汇合，肛门外括约肌环绕肛周。

（二）盆底中层

中层，即尿生殖膈，由会阴深横肌和坚韧的尿生殖膈上、下筋膜构成，位于肛门直肠前方，盆膈下方，覆盖于耻骨弓与坐骨结节所形成的盆底前部三角形平面上，尿生殖膈组成盆底的前小部，在女性有尿道和阴道穿过。

（三）盆底内层

内层，是盆底最坚韧的一层，前部的肛提肌和后部的尾骨肌与盆内、外筋膜（又称盆膈上、下筋膜）一起构成盆膈。其中肛提肌是封闭骨盆出口的关键盆底肌，对于维持盆底功能形态起重要作用。肛提肌宽大而菲薄，占据了盆底的大部分，由 S4 神经支配。传统上认为肛提肌由 3 块肌肉组成，分别是耻骨直肠肌、髂骨尾骨肌和耻骨尾骨肌。

1. 耻骨直肠肌

耻骨直肠肌是肛门括约肌群中最重要的组成部分，对维持肛门自控起关键作用。耻骨直肠肌起源于耻骨联合的背面和尿生殖膈筋膜的浅层，沿直肠肛管交界向背侧延伸，紧邻直肠后方与对侧的耻骨直肠肌相连，形成一个"U"形袢，将直肠悬吊至耻骨，并对肛门有强大支撑作用。耻骨直肠肌收缩可将肛管向外向上提拉，使肛管张开，粪便排出；舒张可使肛管闭紧，暂时使粪便蓄存，从而随意控制排便。

2. 髂骨尾骨肌

髂骨尾骨肌起源于坐骨棘和闭孔内肌筋膜的后部，向下、向后和向内延伸，穿入 S4~S5、尾骨和肛尾缝中，与肛管并无连接。髂骨尾骨肌构成盆膈后部，作用是承托盆内脏，固定髂尾骨。

3. 耻骨尾骨肌

耻骨尾骨肌起源于闭孔内肌筋膜前半部和耻骨后部，两侧肌纤维向下、向后、向中间相互交联，两侧肌纤维的连接线称为肛尾缝。部分后侧的肌纤维直接附着于尾骨尖或者第 5 骶椎。同时耻骨尾骨肌也有部分肌纤维参与联合纵肌的组成。两侧耻尾肌纤维向后、向下和向内延伸形成一个椭圆形的空隙，称为"肛提肌裂孔"，裂孔中通过下端直肠，男性尿道前列腺部、阴茎背静脉，女性阴道、尿道。裂孔内通过的脏器外附着盆筋膜，维持解剖位置，尤其直肠肛管交界处筋膜较为致密，称为"Hiatal 韧带"（裂孔韧带）。该韧带被认为可使裂孔中通过的脏器运动与肛提肌收缩相协调。

二、盆底动脉

动脉

盆底主要由髂内动脉的分支分布。髂内动脉或称腹下动脉，是一短干，长约 4 厘米，通常在坐骨大孔上缘处分为前后两干，后干的分支都是壁支前干的分支，多数是脏支，分布于盆内脏器及外生殖器。

盆底动脉分布概况

（1）盆壁侧动脉：①外侧动脉位于盆后壁前孔外侧。②闭孔动脉位于盆侧壁，经闭膜管出盆。③臀上动脉穿梨状肌上孔出盆。④臀下动脉穿梨状肌下孔出盆。⑤骶中动脉起自腹主动脉末端，沿尾骨前面下降。

（2）盆脏侧动脉：①脐动脉生后大部萎缩，其近侧尚保留一段流通的血管，自此发出膀胱上动脉及膀胱中动脉。②膀胱下动脉有 1 ~ 2 支，有时缺如。③输精管动脉在女性为子宫动脉。④直肠下动脉或称痔中动脉。⑤阴部内动脉经坐骨大孔出盆腔，再经坐骨小孔至会阴部。

■ 三、盆底静脉

盆底静脉主干是髂内静脉。它的壁支与髂内动脉的同名分支伴行，脏支起自盆内脏器周围的静脉丛。盆腔静脉数量多于动脉，且静脉壁明显薄弱，缺乏由筋膜组成的外鞘，因此弹性差，容易扩张导致静脉血流淤滞。

盆底静脉回流概况

1. 盆壁侧静脉

①外侧静脉。②闭孔静脉。③臀上静脉。④臀下静脉。⑤中静脉。

2. 盆脏侧静脉

（1）阴部丛：位于前列腺或膀胱及尿道的前方，收集部分尿生殖器官的静脉。

（2）膀胱丛：男性称膀胱前列腺丛，位于膀胱下部周围及膀胱与前列腺之间，是盆内所有静脉丛中最大者。女性称膀胱阴道丛，位于膀胱底的两侧。膀胱丛向前与阴部丛向后与直肠丛相连。

（3）子宫阴道丛：位于子宫颈两侧，向前与膀胱阴道丛、向后与直肠丛相连。

（4）直肠丛：或称痔丛，位于肛管和直肠周围。

3. 骶前静脉丛

骶前静脉丛位于盆后壁，前筋膜与骶骨之间。

■ 四、盆底淋巴结

盆底淋巴结一般沿血管排列，可分为盆壁侧淋巴结及盆脏侧淋巴结。

（一）盆壁侧淋巴结

1. 髂外淋巴结

沿髂外血管排列，有 8 ~ 10 个。收纳腹股沟浅、深淋巴结的输出管以及下肢和腹前壁下部、膀胱、前列腺和子宫等部分盆内器官的淋巴。

2. 髂内淋巴结

沿髂内血管及其分支排列，收纳盆内所有器官、会阴深部、臀部和股后的淋巴。位于髂内外动脉间的闭孔淋巴结还收纳子宫体下部及宫颈的淋巴。

3. 骶淋巴结

沿中和外侧动脉排列,收纳盆后壁、直肠肛管黏膜部、宫颈和阴道上部等处的淋巴。

上述 3 组淋巴结的输出管注入沿髂总动脉排列的髂总淋巴结,它的输出管注入左右腰淋巴结。

(二)盆脏侧淋巴结

多沿该器官的动脉配布,数目、位置、大小极不恒定。主要有膀胱旁淋巴结、子宫旁淋巴结、阴道旁淋巴结和直肠旁淋巴结。

五、盆底神经

盆腔内的躯体神经主要来自腰丛和骶丛的脊神经,内脏神经主要来自骶交感干、腹下丛和盆内脏神经。

脊神经借前根和后根连于脊髓,前根属运动性,后根属感觉性,二者在椎间孔处合成一条脊神经。脊神经前支(除胸神经前支)交织成丛,与盆腔内神经有关的为腰丛和骶丛。

腰丛是由 T12 神经前支的一部分、L1～L3 神经前支和 L4 神经前支的一部分组成的。腰丛位于腰大肌深面腰椎横突前面,借交通支与交感神经丛广泛联系。其发出肌支支配髂腰肌和腰方肌,并发出髂腹下神经、髂腹股沟神经、生殖股神经、股外侧皮神经、股神经、闭孔神经等分支,分布于腹股沟区及大腿的前部和内侧部。

L4 神经前支的部分和 L5 神经前支合成腰骶干,与全部的骶神经和尾神经组成骶丛,是全身最大的神经丛。其位于盆腔内,在骶骨及梨状肌前面、髂血管后方。其发出部分分支加入盆丛,余下部分经坐骨大孔出盆腔。

腰段的交感神经核发出节后纤维——腰内脏神经,加入上腹下丛。骶段的副交感神经核发出节前纤维——盆内脏神经,组成盆丛,支配降结肠、乙状结肠及盆腔中的内脏器官。

六、盆底的生理功能

盆底肌通过协调的收缩和舒张来支持盆腔器官。耻骨直肠肌和耻骨肛门肌的作用是控制排便;耻尾肌兼有控制排便、排尿及支持内脏器官的作用,其中耻骨阴道肌和耻骨会阴肌主要对控制排尿及分娩有一定作用,髂尾肌的作用主要是支持盆腔内脏器官。健康女性静息时,肛提肌处于收缩状态,有利于保持直肠、阴道、尿道处于较高位置。当腹腔内压力增加时,肛提肌能够防止盆腔器官下降,同时,肛提肌的收缩还能够将盆底器官向前移向耻骨联合处,这种作用不仅能将尿道挤压于耻骨联合内侧,起到关闭尿道的作用,同时还可将肛门直肠角变小,从而起到控制排便的作用,肛提肌收缩状态是保持自禁的关键。在腹内压增加的过程中,例如在咳嗽的过程中,会发生盆底肌的不自主收缩,以防止尿失禁。盆底松弛仅在正常排尿和排便过程中短暂而间歇地发生。此外，盆底肌与深层腹部肌肉腹横肌、深部脊柱肌肉多裂肌和膈肌紧密联系。盆底自动收紧和上提，与核心肌肉共同稳定骨盆和腰椎关节。它们协同强壮的躯干肌肉，支持脊椎，防止人们在日常活动中受伤。

第四节　粪便的形成及排泄

■ 一、粪便的形成

食物残渣在大肠内停留时，一部分水被吸收，同时经过大肠内细菌的发酵与腐败作用以及大肠黏液的黏结作用，形成粪便。正常粪便约 65% 为水分，35% 为固体，固体部分细菌约占 30%。另外，2% ~ 3% 是含氮物质，10% ~ 20% 是无机盐（钙、铁、镁），脂肪占 10% ~ 20%，其余为胆固醇、嘌呤及少量纤维素。

食物中的食物纤维不能被人体消化吸收，但可以吸收水分，使粪便的体积增大、变软，同时能刺激肠运动，使粪便在大肠内停留的时间缩短。此外，食物纤维还可以吸收胆汁酸，使胆盐通过肠肝循环回收量减少，促使肝利用更多的胆固醇合成新的胆汁酸，所以增加饮食中的纤维含量可以预防便秘和降低血浆胆固醇。

正常粪便是圆柱形，长 10 ~ 20 厘米，直径 2 ~ 4 厘米，重 100 ~ 200 克。正常粪便含有粪胆素和尿胆素，故为棕黄色。某些药物和食物可改变其颜色。正常粪便为碱性，其碱性高低与结肠存留时间长短多成正比。稀便呈酸性，可刺激肛门周围皮肤而疼痛。食用辣椒或饮酒可引起肛门反应性充血，可使痔急性发作。

■ 二、排便反射

排便是一种由人体内部错综复杂而协调动作的结果，包括随意和不随意的活动，是一种既协调又准确的生理反射功能。排便反射弧包括感受器、传入神经、神经中枢、传出神经和效应器。平时粪便贮存于乙状结肠内，直肠内无粪便。当结肠出现蠕动时，粪便下行至直肠，使直肠扩张，刺激感受器而引发便意。如粪便稠度正常，肛门节制功能和本体感受作用以及反射功能正常时，排便活动先由胃结肠反射引起，或由习惯，如起床时、食物通过幽门等引起。粪便进入直肠，使直肠扩张，刺激直肠下部肠壁内和肛管直肠连接处的感受器，感觉会阴深处或骶尾部沉重，引起冲动，有排便感。

这种冲动沿内脏传入神经、骶副交感纤维，经过后根到脊髓。脊髓内排便中枢在第 1 对腰椎体脊髓圆锥内。沿脊髓视丘前束和侧束向上到下视丘内大脑皮层感觉区，再向前止于额叶扣带回和额叶眶部的运动前区。在此可以识别是否需要排便。正常情况下，排便反射是在大脑皮层的控制下进行的。直肠的充胀刺激引起的传入冲动，同时还上传到大脑皮层的高级中枢，并引起便意。在大脑皮层高级中枢的参与下，其下传冲动一方面可以加强骶髓排便中枢的活动，另一方面还可以使一些骨骼肌如腹肌、膈肌等的收缩加强，腹内压增加，促进排便。但如果这时环境情况不允许，大脑皮层下传的冲动可以抑制骶髓排便中枢的活动，使括约肌的收缩增强，乙状结肠扩张，排便暂时受到控制。病理情况下，如中枢神经系统损伤，骶髓排便中枢与大肠的神经联系被离断以后，排便动作虽然仍可发生，但变为无力而不完全，而且不受意识的控制（图15）。

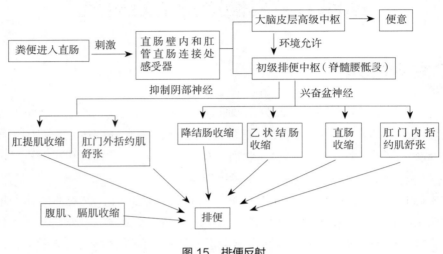

图 15　排便反射

由于结肠蠕动，结肠各部收缩，将粪便由横结肠推入左半结肠，进入直肠，使直肠扩张、内括约肌松弛、外括约肌收缩。粪便在直肠内蓄积足够数量，一般 150～200 毫升，产生 5.9～6.6kPa（45～50mmHg）的压力时，则开始排便。直肠收缩，外括约肌松弛，肛提肌收缩将括约肌向外牵拉，并向粪块上方牵拉，肛管直肠角度加大，使粪便通过肛管。在排便过程中，还有全身辅助作用。即先深呼吸，然后紧闭声门，增加胸腔内压力，膈肌收缩下降，腹部肌肉收缩，弯曲两臂，紧压腹壁，增加腹内压力，压迫乙状结肠，使粪便继续进入直肠，帮助排便。然后腹肌松弛，肛门括约肌收缩，夹断一节粪便。因粪便重量自然下落，然后肛管再次闭合，肛门皱襞肌收缩清除剥离留在肛门周围的粪渣。粪便排出后，内括约肌松弛，肛门周围皮折变浅，又可清除皮肤皱襞内存留的粪渣。这一排便活动完毕后，可再开始另一排便活动。正常的排便时可排空降结肠、结肠脾曲或更上部的结肠。

排便次数因人而异。一般每天排便 1 次。健康人群中，有些人每餐后排便 1 次，也有的每周排便 1 次，且都不感到排便困难。另外排便后都有舒适感觉。因此，不能只按排便次数多少确定是否便秘。排便的规律改变，应按个人排便习惯来确定。例如出现便秘症状，如有精神抑郁、烦躁、头痛、食欲缺乏、恶心、舌有厚苔、腹胀和下坠感时，才可认为是便秘。

如有排便感觉时而不去排便，可随意使肛门外括约肌收缩，制止粪便排出。外括约肌收缩力比内括约肌收缩力大 30%～60%，因而经过短时间制止粪便由肛门流出，直肠内粪便又可返回乙状结肠或降结肠内，排便感觉则可暂时消失。如果屡次不去排便，可使排便感觉失灵，有时可引起便秘。因此，应有便时即刻去排泄，养成习惯，以防便秘。排便感觉是由各种冲动而引起的，有精神的、机体的，也有由外来对直肠壁压力引起的假性排便感觉。如前列腺肿瘤、膀胱结石、分娩时胎儿头压迫直肠、直肠肿瘤、外痔、局部炎症，均可刺激性引起假性排便感觉。

粪便节制现象有两种：①储存器节制作用，或称结肠节制。②括约肌节制作用。结肠节制不依赖于括约肌作用。左侧结肠能蓄积一定量的粪便，如超过某一数量时，可刺激结肠，使粪便进入直肠。括约肌节制作用即是肛门括约肌抵抗结肠蠕动向前推进力的作用。括约肌收缩力必须胜过结肠推进力才有节制作用，否则会出现肛门失禁现象。当结肠切除后，回肠与直肠吻合。括约肌虽然完整，但因上方推进力太大，节制作用不良可有肛门失禁现象。

直肠与内括约肌之间、直肠与肛门外括约肌之间都有神经反射作用存在。肛门括约肌随意收缩，对结肠收缩无直接作用。外括约肌反射与大脑皮质有密切联系。脊髓损伤患者，外括约肌收缩力可以保留40%～80%，但稀粪不能节制，干粪则有便秘。排便时肛门张开，并不是外括约肌失去紧张力的真正松弛，而是由于上方向下的推进力，使有紧张力的肌纤维扩张，同时再加以内括约肌反射功能的作用而致的。如外括约肌无紧张力时，即可发生肛门失禁。因此排便也是一种抵抗外括约肌紧张力的作用力（图16）。

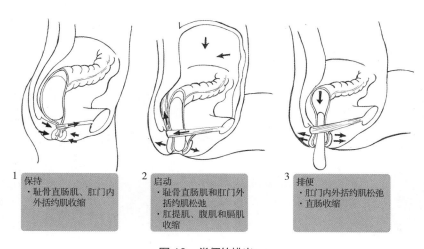

图16 粪便的排出

保持完好的节制作用，必须保留齿线以上4～7厘米的一段直肠。因为此区域内的本体感觉感受器，具有可引起内外括约肌反射功能的作用。如将这一段直肠切除，手术后可发生肛门失禁。必须等结肠节制功能形成后，肛门失禁才可好转。只保留外括约肌及其运动神经，不能保证节制作用。如切除时保留直肠远端不足时，也不能引起反射冲动，使外括约肌增加紧张力。因而常在无排便感时粪便即自行流出。如在会阴部或直肠手术时，损伤肛门神经，虽然肛门括约肌完整，但可发生暂时失禁现象。肛门瘙痒症做皮下切除手术时，因失去自体感觉，亦可发生暂时肛门失禁，有时需经数月后方可恢复。

肛管和直肠连接形成的角度，有时比直角还小。因此，直肠内存积粪便，不达到相当数量，不能压迫齿线，引起排便反射。肛提肌的耻骨直肠部常向上向前牵拉肠管上部，以增加肛管和直肠所形成的角度。如手术时在肛门后方切开过深或因其他原因改变这一角度，使直肠与肛管成一垂直管状，破坏了直肠的容器作用，可造成肛门失禁。

第二章 中医对便秘的认识

第一节　中医关于便秘病名的来源及发展史

中医对便秘的认识和诊治最早可追溯至先秦时期，便秘二字是在中华几千年的医学发展过程中经过数代医家分析及经验总结而得以命名且沿用至今。受不同朝代学术思想和社会历史背景影响其病名演变颇丰，翻阅古籍总结可见名：大便不通、大便秘涩不通、便秘、大小便不通、秘涩、大便难、便闭、大便秘涩、大便不利、大便燥结、大便闭塞、闭塞不通、老人秘结、大便不行、大便涩滞、大便秘实、大便结涩、大便硬、大便闭、大便艰难、伤寒大便不通等，但其内涵万变不离其宗，上述所有病名都与便秘的证候相呼应。从古代医家医书记载中得知便秘最初并非独立作为一个临床症状存在的疾病，经过先秦至明清时期的纷纭补充、精准提炼和归纳整理后，便秘的具体定义和名称在岁月长河里逐渐演变最终得到统一，逐渐演变为一个独立具体的疾病。历代先贤从不同的角度对便秘进行分类，以期更深入细致地了解便秘，本章节将基于朝代和医家著作针对便秘病名的发展历程对便秘病名一一展开介绍。

一、先秦至西汉时期（春秋战国）

关于便秘的描述首见于《黄帝内经》，虽然全书没有专篇对便秘有单独探讨，但相关内容散见于《素问》《灵枢》诸篇之中，在马王堆帛书《阴阳十一脉灸经》中有"水与闭同则死"的记载，提出了"闭"的称谓，是对便秘表现的描写；《素问·五常政大论》称为"閟"；《素问·至真要大论》称之"固"，以言简意赅之词用来形容便秘；在《黄帝内经》中，与便秘相关的称谓有大便难、后不利、不得前后、膈肠不便、不得大小便、大便干燥、前后不通、前后痛涩、大小便不利、大便不利、便溲难、不能大便、时窘之后、大肠结等；《黄帝内经》中对于便秘的论述以《灵枢·杂病》《素问·厥论》最为集中。涉及便秘病症的条文主要包括：

《灵枢·邪气藏府病形》

【原文】肾脉急甚为骨癫疾；微急为沉厥奔豚，足不收，不得前后。

《灵枢·邪气藏府病形》

【原文】小肠病者，小腹痛，腰脊控睾而痛，时窘之后，当耳前热，若寒甚，若独肩上热甚，及手小指次指之间热，若脉陷者，此其候也。

《灵枢·杂病》

【原文】厥而腹向向然，多寒气，腹中榖榖，便溲难，取足太阴。

《素问·至真要大论》

【原文】太阴司天，湿淫所胜，则沉阴且布，雨变枯槁。胕肿，骨痛，阴痹，阴痹者，按之不得，腰脊头项痛，时眩，大便难，阴气不用，饥不欲食，咳唾则有血，心如悬，病本于肾。

《素问·至真要大论》

【原文】诸厥固泄，皆属于下。

吴娓注解：固，凄便不通也；泄，瘦便泄出不禁也。

《素问·五常政大论》

【原文】其病癃闭。

王冰注解：癃，小便不通。闭，大便干涩不利也。

《素问·举痛论》

【原文】热气留于小肠，肠中痛，师热焦渴，则坚干不得出，故痛而闭不通矣。

《素问·气厥论》

【原文】胞移热于膀胱，则癃溺血。膀胱移热于小肠，鬲肠不便，上为口糜。

《黄帝内经·长刺节论》

【原文】病在少腹，腹痛不得大小便，病名曰疝，得之寒；刺少腹两股间，刺腰髁骨间，刺而多之，尽炅病已。

《素问·厥论》

【原文】太阴之厥，则腹满胀，后不利，不欲食，食则呕，不得卧。

《素问·玉机真藏论》

【原文】大小便闭塞不通。

由上例条文可见西汉以前便秘仅作为一种伴随症状出现，多见使用"结""难""闭""不利""不通"等简洁之词来形容便秘。

■ 二、东汉至晋魏南北朝时期

在东汉至南北朝时期的医书古籍中东汉时期张仲景著作《伤寒杂病论》《金匮要略》、西晋时期王叔和著作《脉经》对便秘名称的叫法较同期医书的记载量多，且各有不同。在《伤寒杂病论》中，与便秘相关的称谓有不更衣、阴结、阳结、大便硬、大便难、脾约、闭、大便必坚、不大便等；在《脉经》中则有不得大小便、大便难、大便不利、九窍闭塞不能、不得前后、闭塞不通、泾溲不利、秘塞之病、大便坚、大便则坚等相关记载；晋代皇甫谧《针灸甲乙经》称其大便难。

《伤寒论·辨阳明病脉证并治》

【原文】古人登厕前须更衣。不更衣者，即不大便之意。不更衣，则胃中物不得泄，故为内实。

《伤寒论·辨阳明病脉证并治》

【原文】胃强脾弱，约束津液，不得四布，但输膀胱，致小便数、大便难，与脾约丸主之。

《伤寒论·辨阳明病脉证并治》

【原文】太阳阳明者，脾约是也。正阳阳明者，胃家实是也。少阳阳明者，发汗利小便已，胃中燥烦实，大便难是也。

《伤寒论》

【原文】少阴病，口燥咽干，或腹满不大便，或下利清水，心下痛，急下之，宜大承气汤。

《伤寒论》

【原文】阳明病胁下硬满，不大便而呕，舌上白苔者，宜与小柴胡汤。

《伤寒论》

【原文】阳明病，不大便六七日，恐有燥屎，欲知之法，少与小承气汤；腹中转矢气者，此有燥屎也，乃可攻之，大承气汤。

《伤寒论》

【原文】阳明病，本自汗出，医更重发汗，病已瘥，尚微烦不了了者，此必大便硬故也。以亡津液，胃中干燥，故令大便硬。

《金匮要略》

【原文】趺阳脉数，胃中有热，即消谷引食，大便必坚，小便即数。

《脉经》

【原文】脉浮紧且滑直者，外热内冷，不得大小便。

脾气虚，则四肢不用，五脏不安；实则腹胀，泾溲不利。

脾脉沉之而濡，浮之而虚，苦腹胀，烦满，胃中有热，不嗜食，食而不化，大便难……脾气弱，病利下白，肠垢大便坚，不能更衣，汗出不止，名曰脾气弱。

趺阳脉浮而涩，浮则胃气强，涩则小便数，浮涩相搏，大便则坚，其脾为约。脾约者，其人大便坚，小便利而反不渴……谷气不行，食已自噫，寒在胸膈，上虚下实，谷气不通，为秘塞之病。

肾脉，急甚为骨痿、癫疾；微急为奔豚，沉厥，足不收不得前后。

《针灸甲乙经》

【原文】衄衃，腰脊脚腨酸重，战栗不能久立，如裂，脚急跟痛足挛引少腹痛，喉咽痛，大便难，瞋胀，承山主之。

东汉至魏晋南北朝时期对便秘的描述从简单的症状一带而过发展到对便秘的时间、便质、便数的深层见解，足以见得这一时期的医家对便秘的观察分析与重视程度较从前更为全面，已不再满足于描述性的用语，而是拓展为有病因病机内涵的新称呼。

■ 三、隋唐时期

隋唐时期对便秘的称谓较前稍作变化且便秘作为疾病专篇论述自此始见端倪。隋代名医家巢元方《诸病源候论》集汉晋名医之论，以病为纲，以书"大便病诸候"下列再分列"大便难"和"大便不通"两候。唐代孙思邈在《备急千金要方》中将便秘称为"秘涩"，并为此单列一节加以详细描述，便秘则由此独立成病。王焘《外台秘要》中也从"大便难""大便不通""秘涩"三节对便秘进行论述，其中"秘涩"一词对后代便秘含义的使用影响较为深远。

《诸病源候论·大便不通候》

【原文】大便不通者，由三焦五脏不和，冷热之气不调，热气偏入肠胃，津液竭燥，故令糟粕闭塞不通也。

《诸病源候论·大便难候》

【原文】脾胃有热，发汗太过，则津液竭，津液竭，则胃干结热在内，大便不通也。

《诸病源候论·大便难候》

【原文】大便难者，由五藏不调，阴阳偏有虚实，谓三焦不和，则冷热并结故也。

《诸病源候论·大便难候》

【原文】渴利之家，大便亦难。

《诸病源候论·解散大便秘难候》

【原文】将适失宜，犯温过度，散势不宣，热气积在肠胃，故大便秘难也。

《备急千金要方·脾脏方·秘涩第六》

【原文】有人因时疾差后，得秘涩不通，遂致夭命，大不可轻之，所以备述。

《外台秘要》

【原文】天行大小便不通，此由脾胃有热，发汗太过，则津液竭，津液竭则胃干燥，结热在内，故大便不通。

《外台秘要》

【原文】邪在肾，亦令大便难，所以尔者，肾脏受邪，虚而不能制小便，则小便利，津液枯燥，肠胃干涩，故大便难。

《外台秘要》

【原文】又依前细辛等八味汤、葶苈子等十五味丸，不觉可，渐成水病，余一如前况，更加大小便秘涩，头面身体水肿，宜合大干枣三味丸服之方。

该时期我们发现便秘不只在病名上有相当革新的变化，更体现在对其内涵的补充，与此同时《诸病源候论》对于便秘病因病机的侧重探讨，以及《备急千金要方》《千金翼方》和《外台秘要》基于前人的临床经验总结出不少针对治疗便秘的良方妙药，便秘的病名和治则在此跨向了新的里程碑。

■ 四、宋金元时期

宋金元时期各大医家对便秘病名的使用更是层出不穷，对于便秘的称谓大多建立在病因病机上。宋代医家王怀隐著名医籍《太平圣惠方》中称便秘为"大肠风热秘涩""虚劳大便难""脚气大小便秘涩"等，南宋医家严用和书中《严氏济生方》可见用"风秘""湿秘""热秘""冷秘""气秘"等更具有病性分辨的称呼，南宋医家杨士瀛、元代医家危亦林等则直称"秘涩"，南宋医家陈言《三因极一病证方论》以"秘结"称之并单作一列加以分析，金代医家张从正《儒门事亲》书中以"大便涩滞"名之，金代脾胃大家李东垣《脾胃论》书中则称其"大便结燥"，元代医家朱丹溪《丹溪心法》书中称其为"燥结"，元代医家罗天益在《卫生宝鉴·厥逆》中提及"大便秘"，北宋医家朱肱在其医籍《类证活人书》中也提及"手足冷而大便秘"，这是在各朝代中首次使用"大便秘"的称谓而"便秘"之名也由此渐见雏形。

《太平圣惠方》

【原文】夫大肠风秘涩不通者，是五脏气不调，阴阳偏有虚实，三焦不和，冷热并结也，胃为水谷之在肠。治大肠风热，秘涩不通，心腹壅闷，宜服犀角散方。

《太平圣惠方》

【原文】夫虚劳之人，脾肺损弱，谷食减少，气血阻隔，阴阳不和，胃气壅滞。上焦虚热，流注大肠，治虚劳气壅，大便难，头目昏，心神烦热，宜大黄散方。

《太平圣惠方》

【原文】夫脚气大小便秘涩者，由风毒气盛，不得宣通，致五脏不和，三焦壅滞，风热之气，在于肠胃，搏于糟粕，溲便不得通流，故令秘涩也。

《严氏济生方》

【原文】平居之人，五脏之气，贵乎平顺，阴阳二气，贵乎不偏，然后精液流通，肠胃益润，则传送如经矣。摄养乖理，三焦气涩，运掉不行，于是乎壅结于肠胃之间，遂成五秘之患。夫五秘者，风秘、气秘，湿秘、寒秘、热秘是也。更有发汗利小便，及妇人新产亡血，走耗津液，往往皆令人秘结。

《三因极一病证方论》

【原文】治大人小儿脏腑积热，烦躁多渴，面热头昏，唇焦咽燥，舌肿喉闭，目赤鼻衄，颔颊结硬，口舌生疮，痰实不利，涕唾稠黏，睡卧谵妄，及肠胃燥涩，便溺秘结，一切风壅。

《儒门事亲》

【原文】凡老人久病，大便涩滞不通者，可服神功丸……

《儒门事亲》

【原文】余谙此四五十年矣，遍察病目者，不问男子妇人，患偏正头痛，必大便涩滞结硬，此无他。

《脾胃论》

【原文】乃阴阳气血俱不足，故或热厥而阴虚，或寒厥而气虚，口不知味，目中溜火，而视物䀮䀮无所见，小便频数，大便难而结秘，胃脘当心而痛，两胁痛或急缩……

《丹溪心法》

【原文】治大便风秘血秘，常常燥结……其性得湿则滑，湿滑则燥结自通。

《类证活人书》

【原文】假令手足逆冷而大便秘、小便赤，或大便黑色，其脉沉而滑者，皆阳证也。

《卫生宝鉴·厥逆》

【原文】手足虽冷，有时或温，手足心必暖，脉虽沉伏，按之则滑，其证或畏热，或渴欲饮水，或扬手掷足，烦躁不得眠，大便秘，小便赤，此名热厥。

■ 五、明清时期

明清时期各医家对便秘的称谓多沿用前人之习惯，其中虽是以"秘结"最为多见，但便秘的精准使用也从这个时期打下基础。明代戴思恭《秘传证治要诀及类方》中首次以"大便秘"作为病名，传承前人之鉴将大便秘一章单独探讨：大便秘有冷秘，气秘，热秘，虚秘，产妇血虚便秘，实热便秘。明代龚廷贤《万病回春》书中则首次以"大便闭"作为病名独作分析，将大便闭分为热闭、虚闭、精液枯竭而闭、风闭、气血枯燥而闭、血虚闭、实热闭。清代尤在泾《金匮翼》书中首次使用了"便闭"的病名并为其名"便闭统论"加以详细分析。明代孙文胤《丹台玉案》书中使用了"便秘"一词及清代沈金鳌《杂病源流犀烛》中亦有"故成便秘之证"，但从两人书卷的具体论述来看，并未将"便秘"作为具体病名，而是沿用前人习惯使用"秘结"作为其称。对于便秘的表现前人提出了"数日不大便"的时间界定，而明代李梴在《医学入门》中结合多位医家对"数日"的认识，更是严谨地提出"一日一便为顺，三四日不便为秘，一日三四次为利"的学术思想，完善了便秘时间界定层面的基本概念。张景岳在《景岳全书·卷三十三·秘结》有《秘结》一篇，专论"秘结一证"，从中指出便质并不干硬，但"连日或旬日欲解不解，或解些须而不能通畅"者仍为便秘，从排便感觉对便秘进行了新的界定。清代陈士铎《石室秘录·腑治法》书中称其为"大便闭结"。万密斋《广嗣纪要》中有"妊娠便秘"一节，首次提出便秘之名；明代医学家薛己于《外科发挥便秘门》中以首次"便秘"为病进行论述，由此以后便秘二字逐渐得到后代医家的统一默许，便秘作为单独病症和名称沿用至今。

《秘传证治要诀及类方》

【原文】暑毒深入，结热在里，谵语烦渴，罔顾去近衣，大便秘结，小便赤涩，当作热病治，可于伤寒阳明证求药。

《秘传证治要诀及类方·卷八·大小腑门·大便秘》

【原文】有风秘，冷秘，气秘，热秘，又有老人津液干燥是名虚证，妇人分产亡血，及发汗利小便，病后血气未复，皆能作秘。

《万病回春·卷四·大便闭》

【原文】身热烦渴，大便不通者，是热闭也；久病患虚，大便不通者，是虚闭也；因汗出多，大便不通者，精液枯竭而闭也；风证大便不通者，是风闭也；老人大便不通者，是血气枯燥而闭也；虚弱并产妇及失血，大便不通者，血虚而闭也；多食辛热之物，大便不通者，实热也（并宜后方）。

《金匮翼·卷八·便闭统论》

【原文】脏腑之秘，不可一概论治。有虚秘，有实秘，有风秘，有冷秘，有气秘，有热秘，有老人津液干燥，妇人分产亡血，及发汗利小便，病后血气未复，皆能作闭……前所云实闭、热闭，即阳结。所云冷闭、虚闭，即阴结也。

《丹台玉案·伤寒门》

【原文】太阴病已，以次而传经必传于肾。发于五六日间，便觉燥舌干而渴，手足乍温乍冷，便秘谵语者为热……

《杂病源流犀烛·大便秘结源流》

【原文】大便秘结，肾病也。经曰：北方黑水，入通于肾，开窍于二阴。盖以肾主五液，津液盛则大便调和。若为饥饱劳役所损，或素嗜辛辣厚味，致火邪留滞血中，耗散真阴，津液亏少，故成便秘之证。

《石室秘录·腑治法》

【原文】大便闭结者，人以为大肠燥甚，谁知是肺气燥乎。

《立斋外科发挥·便秘门》

【原文】一男子患痈，未作脓，痛烦躁，便秘脉实，以内疏黄连汤二剂，诸症悉退；以四物加芩、连，四剂而消。

一妇人溃后，便秘而脉涩，以四物汤加红花、桃仁、大黄，治之而愈。

一男子溃后，便秘而脉浮，以四君子汤加陈皮、杏仁、当归，治之而愈。

明清时期中医学术上的百花齐放对便秘的病名和病症描述、方药解析的延伸和补充是相得益彰的，该时期将理、法、方、药相结合，标志着便秘至此已然成为一个成熟完整的病症。

第二节　中医便秘的病因病机

中医便秘的病因病机错综复杂，各医家都有独到见解，当然秉承着具体问题具体分析的原则，对便秘病因病机的发生会从不同方面进行解读。以阴阳五行作为理论基础，通过"望闻问切"四诊合参的方法，探求病因、病性、病位，分析病机及人体内五脏六腑、经络关节、气血津液的变化，判断邪正消长，进而得出便秘病名，归纳出证型，以辨证论治原则，制定"汗、吐、下、和、温、清、补、消"等治法，使用中药、针灸、推拿、按摩、拔罐、气功、食疗等多种确凿有效可行的治疗手段，使人体达到阴阳调和病愈气舒。

一、病因

外感时邪、情志失宜、体虚过劳、饮食失节等都可影响大肠的正常运作，或是导致运化无力，或致津液枯竭，或致燥便堆积都为便秘的发生埋下伏笔。《医学正传·秘结论》对此论述："原其所由，皆房劳过度，饮食失节，或恣饮酒浆，过食辛热，饮食之火起于脾胃，淫欲之火起于命门，以致火盛水亏，津液不生，故传导失常，渐成结燥之证。"

（一）外感时邪

陈无择提出外因可致秘结，是外伤于风寒暑湿之邪，继《三因极一病证方论》认为："伤于风寒暑湿"皆可致热盛伤津，引起"走枯津液，致肠胃燥涩，秘涩不通"。

1. 风邪

对于风邪引起便秘可见《圣济总录》中："风秘之病……风热所搏，则肠胃干燥，津液虚少，糟粕结聚，传导不行。"认为外受风热之邪，风热扰于大肠而见秘结不下。在《严氏济生方》记载有："多因肠胃不足，风寒湿热乘之，使脏气壅滞，津液不能流通，所以秘结也。"《小品方·治头面风》中指出："若风邪侵袭于腰股肾俞之中，则见'便出曲难不利'。"《鸡峰普济方》提出："风搏肺经，传于大肠，肠中受风，津液燥少。"以及《医宗必读》提出："风秘者，风搏肺脏，传于大肠。"风能胜湿，亦能伤津，风邪犯肺，肺输布津液不达而肠无津可润固成便秘。《丹溪心法·燥结》中则认为便秘是由于血少，或是肠胃受风而肠失所润，燥屎始生；《古今医统大全·卷六十九·秘结候·病机叙论·秘结之证》言其："风秘者，风痰燥结不通也。"《丹台玉案·秘结门》的作者孙文胤认为："秘之得于风者，即于调气血药中，加去风之剂则得矣。"《伤寒发微论·卷下·论表证未罢未可下》指出："大抵风寒入里不消，必有燥屎，或大便坚秘，须是脉不浮，不恶风寒，表证罢，乃可下之。"《三因极一病证方论·秘结证治》云："治气壅风盛，大便秘涩，后重，疼痛烦闷，此药（神功圆）当量虚实加减。"《甲乙经卷十二·小儿杂病第十一》曰："风从头至足，瘛疭，口闭不能开，每大便腹暴满，按之不下，噫，悲，喘，昆仑主之。"《普济方·大便秘涩不通》曰："治风气壅盛，痰热结搏，头目昏重，涕唾稠粘，心烦面赤，咽干口燥，秘结小便赤涩，及交稍泻三焦是，莫谩多方川芎木香（生）肉桂（去粗皮）羌活。"

2. 湿邪

外感湿邪壅滞气机，肠道运化不畅致秘结。《素问·至真要大论》曰："太阴司天，湿淫所胜，则沉阴且布，雨变枯槁，胕肿骨痛，阴痹，阴痹者，按之不得，腰脊头项痛，时眩，大便难，阴气不用，饥不欲食，咳唾则有血，心如悬，病本于肾。太溪绝，死不治。"《普济方》对于湿邪困于肠道而便秘用方载："大肠湿秘，肠胃有湿，大便秘塞，大槟榔一枚，麦门冬煎汤磨汤汁温服。"《古今医统大全·卷六十九·秘结候·病机叙论·秘结之证》提出："湿秘者，湿热郁结，津液不行而秘涩也。"更有《时病论·卷之四·备用成方》曰："桂苓甘露饮：治中暑受湿，引饮过多，头痛烦渴，湿热便秘。"严用和在其著作《重辑严氏济生方·大便门秘结论治》云："摄生乖理，三焦气涩，运棹不行，于是乎蕴结肠胃之间，遂成五秘之恶。"《湿温条辨》记："湿温久羁，三焦弥漫，神昏窍阻，少腹硬满，大便不下。"说明湿邪困于三焦导致脾胃气机升降气机阻碍大便下行。

3. 寒邪

《素问·长刺节论》提及："寒病之病，病在少腹，腹痛不得大小便。"寒邪阻塞胃肠，导致二便不通；《证治要诀·大便秘》认为："冷秘由冷气横于肠胃，凝阴固结，津液不通，胃道秘塞。"《古今医统大全·卷六十九·秘结候·病机叙论·秘结之证》提出："寒秘者，年高脏冷，及痃癖冷气结滞，大便不利也。"

4.暑（热）邪

其言表外感邪气可侵袭人体，热邪或热病之后，余热留恋，肠胃燥热，耗伤津液，大肠失润，入里化热燥伤肠道津液发为热秘。《古今医统大全·卷六十九·秘结候·病机叙论·秘结之证》提出："热秘者，内府积热，消耗津液，大便结燥不通也。"刘完素《素问玄机原病式》认为素体受外界邪气侵袭，热燥于肠中耗液又伤津，故见"热燥在里，耗其津液，故大便秘结"。《秘传证治要诀及类方·大便秘》云："热秘面赤身热。肠胃胀闷。时欲得冷。或口舌生疮。此由大肠热矣。"《本草切要》记有："凡蕴热之证，脏腑坚涩，直肠火燥而大便秘毒热炽盛而大便结。"

自然界的邪气之所以能成为致病因素，其因在于气候变化失序过度从而打破了人体内固有的相对平衡，在外邪的影响下无论哪一方偏盛都会导致阴阳虚实寒热的失衡，再而外邪对六腑的受盛和传化的影响是发生便秘的必然因素，六腑的功能见"所谓五脏者，藏精气而不泻也，故满而不能实；六腑者，传化物而不藏，故实而不能满也"。当六腑传化无运满而实则易引起便秘。

（二）情志失宜

便秘和精神症状密不可分，互为联系。便秘的发生也会影响情志的稳定。《程氏易简方论》认为情志是引起疾病的主要原因之一，"大凡病原七情起，调以七情胜负化制，不悟，徒恃医药，轻则加重，重者乖危矣"。在《素问·举痛论》其语："怒则气上，喜则气缓，悲则气消，恐则气下，惊则气乱，思则气结。"《丹溪心法·六郁》有相关记录："气血冲和，万病不生，一有怫郁，诸病生焉。故人身诸病，多生于郁。"认为情志不遂易招百病，可致气机逆乱、火热内郁、气血凝滞、痰浊内结、阻滞肠道运行大便不通。《症因脉治》中关于情志对肠道疾病的论述："诸气怫郁，则气壅大肠，而大便乃结。"《灵枢》记载："怵惕思虑者则伤神，神伤则恐惧流淫而不止。因悲哀动中者，竭绝而失生。喜乐者，神惮散而不藏。愁忧者，气闭塞而不行。盛怒者，迷惑而不治。恐惧者，神荡惮而不收。"说明情志的异常对人体的气血与脏腑有不同程度的影响。过激的情绪会造成脏腑气机紊乱无序，进而导致肠胃脏腑功能出现变化便结无力排下，发为疾病，相反肠腑病变导致人体气机逆窜，阴阳颠倒，发为情绪起伏不定。关于情志致秘可见医家高案提及："多郁多怒，诸气皆痹，肠胃不司流通。"因情志不舒易躁易怒，导致气机郁不能宣达，结滞之不通，于是通降失常，传导失职，糟粕内结于是大便艰涩难下。善医者应先医其心后而身，身心同治乃达"阴平阳秘"。

（三）体虚过劳

《太平圣惠方·卷二十九·治虚劳大便难诸方》："夫虚劳之人，脾肺损弱，谷食减少，气血阻隔，阴阳不和，胃气壅滞，上焦虚热，流注大肠，故令秘涩也。"虚劳既可导致气机壅滞，又致上焦虚热，大肠运化糟粕不利故成秘涩。《备急千金要方·秘涩》指出："有人因时疾，瘥后得闭涩不通，遂致夭命，大不可轻之，所以备述，虽非死病，凡人不明药饵者，拱手待毙，深可痛哉，单复诸方以虞仓猝耳。"病后体虚亦是导致大便不通的致病因素之一。《奇效良方》书中言道："或久病患不能乳食，腹不胀，不里急后重，虽久不大便者，虚秘也。"表明病后亡津或老弱血气虚均可引起虚秘病症。《秘传证治要诀及类方·大便秘》曰："又有老人津液干燥，是名虚证。"《医学正传》曰："又有年高血少，津液枯涸；或因有所脱血，津液暴竭；或新产之妇，气血虚耗，以致肠胃枯涩；或体虚之人，摄养乖方，三焦气涩，运化不行，而肠胃壅滞，遂成秘结。"以是久病后或老弱无力为主的虚损性便秘，同时提出由体弱气血不足及津液干燥致使肠道涸涩便难下，为虚损性便秘的致病机制。同执此论的还有《诸病源候论》曰："若高年之人，津液枯燥，无以润养，肠间干涩，气血俱衰，艰于运化。"另外对于虚秘，《丹溪心法》认为大肠热秘便是因邪侵里使胃存燥粪，三焦伏热蒸灼津液干枯而致的虚秘，提出"虚人脏冷而血脉枯，老人脏寒而气道涩，此大肠之挟冷然也。"凡体弱久病年长之人皆可见气血两亏，气虚则大肠无力传导，便下无力兼大便艰涩。《兰室秘藏·大便结燥》曰："又有年老体虚，津液不足而结燥者。"《医学心悟·大便不通》单列一篇论述了虚人便秘："若老弱人精血不足，新产妇人气血干枯，以致肠胃不润，此虚闭也""凡虚人不大便，未可勉强通之。大便虽闭腹无所苦，但与润剂，积久自行，不比伤寒邪热，消烁津液，有不容刻缓之势也"以及"干枯，大肠结燥，便溺俱自前出，此非交肠，乃血液枯涸之征，气血衰败之候也。多服大剂八珍汤，或可稍延岁月耳"，表明虚劳之体气血津液不足，肠道无以下行，便结燥硬自成便秘。

（四）饮食失节

饮酒过量及过食辛辣肥甘厚味者，胃肠易积热致大便干结；或恣食生冷寒凉之物，阴寒凝滞体内，胃肠传导失司由生便秘。《本草切要》对于饮食偏嗜和过饮型导致内火旺蒸灼津液成便秘记载："肥甘过度，胃火盛而大便结；纵饮太盛，脾火盛而大便结，必用苦寒，以大黄可也。"《素问·痹论》说："饮食自倍，肠胃乃伤。"《兰室秘藏·大便结燥门》云："若饥饱失节，劳役过度，损伤胃气，食辛热味厚之物，而助火邪，伏于血中，耗散真阴，津液亏少，故大便结燥。"饮食失节会内生火热再而伤津，肠道枯竭生成便秘。《诸病源候论》云："停积在于肠胃，便胀满结实，大小便不通。"《普济方·大便秘涩不通》："治饮食停滞，腹胀痛闷，呕恶酸，大便秘结，积气凝结。"饮食停滞于肠胃不下，阻滞气机而肠道蠕动无力可发生便秘。《备急千金要方·秘涩门》之练中丸可治"主宿食不消，大便难方。"更有提"寒癖宿食，久饮饱不消，大便不通"，如饮酒过多，过食辛辣肥甘厚味，导致肠胃积热，津液耗损，引起大便干结。《医学正传·秘结》曰："饮食之火起于脾胃，淫欲之火起于命门，以致火盛水亏，津液不生，故传导失常，渐成燥结之证。"《秘传证治要诀及类方·大便秘》曰："宿食留滞，结而不通，腹胀气急，胸中痞满，宜感应丸加巴豆。"《普济方·大便秘涩不通》云："治脏腑壅滞，心腹气闷，宿食不消，腰胁疼痛，大肠秘涩。""治肠胃冷热不和，大便难、秘，食饮不消，心腹妨闷。"《友渔斋医话·第四种》："纳食作泛，大便燥结。此饥饱劳役，中气受伤。"无规律的饮食习惯会损伤中气而导致便秘。《医学入门》明确提出药石毒"凡燥结有时者，为实；无时者，为虚。有药石毒者，大小便闭，气胀如鼓者，三和散合三黄汤"。服用过量矿物类药物也会导致便秘。

二、病机

（一）阴阳失调

便秘有阴阳之分，需首辨阴阳，巢元方在《诸病源候论·大便病诸候》云："大便难者，由五脏不调，阴阳偏有虚实，谓三焦不和则冷热并结故也。"《素问·生气通天论》明确指出："阴不胜其阳，则脉流薄疾，并乃狂。阳不胜其阴，则五脏气争，九窍不通。"《圣济总录·卷九十七·大便秘涩》指出："大便秘涩，盖非一证，皆荣卫不调，阴阳之气相持也。"张仲景首开便秘辨证先河，将便秘分之为阴结、阳结。《伤寒论》载："其肤脉浮而数，能食，不大便者，此为实，名曰阳结也。其脉沉而迟，不能食，身体重，大便反硬，名曰阴结也。"《血证论·阴阳水火气血论》云："设水阴不足，津液枯竭，上则疹咳，无水以济之也，下则闭结，制节不达于下也。"阴液亏虚则大便干结干燥，便下困难。《景岳全书·秘结》曰："凡下焦阳虚，则阳气不行，阳气不行则不能传送，而阴凝于下，此阳虚而阴结也。"阳气不足之体阴寒内生阳气不通，肠道传下不利，再而阴液不足者，其人便秘则肠胃失于濡养，津液不足不以滋润肠道致肠道干燥而便秘。

（二）气血津液

气血津液辨证是中医辨证体系中不可或缺的重要部分，气血津液其变化贯穿便秘发生之始终，气血津液生理上相互为用，病理上交织缠绕。便秘的发生发展过程中可常伴气血津液与之交结为患影响其中，从古至今气血津液辨证对于便秘的治疗一直具有重要意义。气血津液之间环环相扣休戚与共，气能生津摄津行津，气能生血，血能载气，血和津液的生成都来源于水谷精气，亦谓之"津血同源"，当气的升降出入发生异常时，则意味着血液的充盈、津液的输布、排泄过程也随之受阻。

1.气

腑气以通为用，以降为顺，气机升降失常或壅滞于肠腑，均可致大便不通。三焦主司人体气血津液的生成与转输，气化失常致脏腑气机不利，津液、血液转运失常，肠腑失于濡润，动力不足而发便秘。《济生方》所说："平居之人，五脏之气，贵乎平顺，阴阳二气，贵乎不偏，然后精液流通，肠胃益润，则传送如经矣。摄养乖理，三焦气涩，运掉不行，于是乎壅结于肠胃之间，遂成五秘之患。"

气陷：戴元礼《证治要诀》载："气秘则气不升降，谷气不行，其人多隐，宜苏子降气汤加枳壳。"《秘传证治要诀·大便秘》云："郁者，当升不升，当降者不降，当传化者不得传纯。此为传纯失常，六郁之病见矣。"秦景明提出气秘分虚实，而气短乏力，少气懒言，大便不出者，多因于为"气虚不振"。《杂病广要·脏腑类》曰："秘结日深，渐成膈噎。盖阴不可以无阳，水不可以无火，水火既济，上下相交，荣卫流行，自然润泽。

若而幽门不通则上冲,吸门不开则噎塞,故云燥结不便,气不得上下者,治在幽门。"气不得上下而便无以畅达外出。《证治准绳·杂病》说道:"欲固之则溺与燥矢膨满腹肠间,恐反增剧。欲升之使气自举,而秽物不为气所结,自然通利,则呕恶不堪,宜如何处。"

气滞:当体内气机壅滞,津液输布失常,魄门开阖失度时出现便难如常排下。《金匮翼·便秘》曰:"气滞者,气内滞,而物不行也。"《奇效良方·秘结》云:"气滞者,因气滞后重迫痛,烦闷,胀满,大便燥结而不通。"董宿书中《奇效良方·卷二十九·秘结门》载有:"气秘者,因气滞后重迫疼,烦闷胀满,大便结燥而不通。"王肯堂在《证治准绳·大便不通》书中论述气秘"有气作痛,大便秘塞,用通剂而便愈不通。又有气秘,强通之虽通,复秘,或迫之使通因而下血者,此当顺气。"《古今医统大全·卷六十九·秘结候·病机叙论·秘结之证》记载有:"气秘者,气滞烦闷不通也。"

气结:仲景认为气结既可病及外见症之寒热,又可病及内而见大便秘结之。《伤寒论》提及气结可致便秘见"汗出谵语者,以有燥屎在胃中,此为风也。须下者,过经乃可下之。下之若早者,语言必乱,以表虚里实故也,下之愈,宜大柴胡、大承气汤"。思虑过及导致脾气郁结,继而大肠传导不利而生便秘。《症因脉治·大便秘结论》:"怒则气上,思则气结,忧愁思虑,诸气怫郁,则气壅大肠,而大便乃结。"

气闭:气闭亦能扰乱气机导致糟粕蕴结不下。《丹台玉案》曰:"秘者,气之闭也;结者,粪之结也。"

气逆:清医林佩琴在《类证治裁·二便不通》有云:"又有求通努力,虚气迫注肛门,里急后重,气逆呕呃,不堪通通利,不堪升提。"

气脱:《证治准绳·杂病》曰:"若大小便燥结之甚,求通不得,登厕用力太过,便仍不通,而气被挣脱,下注肛门,有时泄出清水,而里急后重不可忍者,胸膈间梗梗作恶,干呕有声,渴而索水,饮食不进,呻吟不绝,欲利之则气以下脱,命在须臾,再下即绝。"

2. 血

大肠传导顺畅,赖于血液的营养濡润,且"大便是浊道属血",唐容川在《医经精义·下卷》明确提出:"大肠病,如痢症、肠风便秘、便毒等症,皆宜平肝和血润肠。"再者《血证论》提出:"大肠得血则润,亡血则燥。"言其便秘的发生血液的充盈亏衰密切相关。

血虚:李用粹在《证治汇补》中指出风燥、火燥、气血虚燥皆可引起便秘,尤其是血虚,血虚津枯不可下润大肠则便结。气血生化不足则肠腑失血所养,肠腑无血濡润则不利,血虚而致沟渎涩滞便燥难下发为便秘。《证治准绳·杂病》曰:"血虚津液枯竭而秘结者,脉必小涩,面无精光,大便虽软,努责不出。"又曰:"脏腑之秘,不可一概治疗。有虚秘,有实秘。胃实而秘者,能饮食,小便赤,当以麻仁丸、七宣丸之类主之。"血虚便秘在产妇身上表现尤甚,正如《医宗金鉴》言:"产后去血亡津液,胃燥肠枯大便难。"又见《扁鹊心书·便闭》云:"老人气虚,及妇人产后血少,致津液不行,不得通流,故大便常结。"唐医昝殷《经效产宝》载:"产时水血俱下,肠胃虚竭,津液不足,故大便秘涩。"《女科证治准绳》亦言:"妇人大便不通者,由五脏不调,冷热之气结于肠胃,则津液燥竭，大肠壅塞，故大便不通也。"仲景云："妇人经水过多，则亡津液，亦大便难也。"又云："产后大小便不通者，肠胃本挟于热，因产血水俱下，津液燥竭，肠胃痞涩，热气结于肠胃，故令大小便不通也。"《冯氏锦囊秘录·秘结》曰："苟因热气燥急于下，或因汗多，或利小便，以致津液干涸，不得滑润。亦有血热血燥，如老人产妇，血气虚弱，不能传送大肠，以致大便不利者有焉。"李杲《兰室秘藏》有云："如大便虚坐不得，或大便了而不了，腹中常常逼迫，皆是血虚血涩。"《杂病广要·脏腑类》曰："或有血虚，脉大如葱管，发热而大便结燥者，慎不可发汗，汗之则重亡津液，闭结而死，医杀之耳。"叶天士在《临证指南医案》亦论："阳明脉大，环跳尻骨筋掣而痛，痛甚足筋皆缩，大便燥艰常秘。此老年血枯，内燥风生，由春生上播，下失滋养。"

血瘀：另一方面瘀血对于便秘的发生亦有异曲同工之处，瘀血内阻易阻止气机，肠腑气机不达故发便秘。《素问·缪刺论》云："人有所堕坠，恶血留内，腹中满胀，不得前后。"《血证论·便闭》表明外伤瘀血或体内瘀血均致大便闭结，其记载可见"大便闭结，或时通利，仍不多下，所下之粪，又带黑色，腹中时时刺痛，口渴发热，脉带涩象。"又见："此外又有瘀血闭结之证，或失血之后血积未去，或跌打损伤，内有瘀血，停积不行，大便闭结……"指出失血之后离经之血就是瘀血，可致秘结。

3. 津液

在便秘治疗过程中发现存在津液输布失常的患者占比相当之大，因便秘的病位主要在大肠，大肠主津小肠主液，大肠之津液失于布化，肠道环境缺少正常的濡养、缓冲、润滑致津液涸竭，欲行舟却无水，大肠枯涩燥结导致津亏便秘，《礼记·祭义》谓："雨露既濡。"指明肠燥亦需濡。《伤寒论·辨阳明病脉证并治》指出："以亡津液，胃中干燥，故令大便鞕"，又指出："阳明病其人多汗，以津液外出，胃中燥，大便必硬，硬则谵语，小承气主之。"《杂病源流犀烛·大便秘结源流》记："大便秘结，肾病也。《黄帝内经》曰：北方黑水，人通于肾，开窍于二阴。盖此肾主五液，津液盛，则大便调和。"《景岳全书·秘结》有言："秘结者，凡属老人、虚人、阴脏人及产后、病后、多汗后，或小水过多，或亡血失血、大吐大泻之后，多有病为燥结者，盖此非气血之亏，即津液之耗。"再而内生热灼津液聚而成痰湿，津液不下内失濡润大肠传导力殆，便秘由生。《四圣心源》曰："其便结者，糟粕之传送无多也……源大肠以燥金之腑，而肺津化痰，不能下润，故燥涩而艰难也。"痰湿壅肺，肺肃降不利，津液不得下达于肠腑而致便秘。《医学入门》言："燥属少阴津液不足，辛以润之；结属太阴有燥粪，苦以泻之。"及《黄帝素问宣明论方》曰："大便干涩，乃大肠受热，化成燥涩。"都可说明肠腑热灼津液导致大便燥涩难下，同样在《素问玄机原病式》中也认为："俗作秘，大便涩滞。热耗其液，则粪坚结，而大肠燥涩紧敛故也。谓之风热结者，谓火甚制金，不能平木，则肝木自旺故也。"《证治准绳·杂病》提及："便不通，小便反利，不知燥湿之过，本大肠少津液，以寒燥之药治之，是以转燥，少服则不济，多服则亡血，所以不通。"《金匮翼·便秘统论》云："治阳虚者，但益其火，则阴凝自化；治阴虚者，但壮其水，则泾渭自通。"津液充足则二便自通。《河间六书》记载："俗作秘，大便涩滞也，热耗其液，则粪坚结，而大肠燥涩紧敛故也。"指出热伤津液导致便秘一证。

（三）脏腑

关于脏腑致病的病因病机，《诸病源候论·大便难候》认为："大便难者，由五脏不调，阴阳偏有虚实，谓三焦不和则冷热并结故也。"便秘的发生与五脏密切相关。《素问·五脏别论》云："魄门亦为五脏使，水谷不得久藏。"魄门的功能闭合正常与否依赖于大肠的传导，而大肠的传导功能又与五脏功能有千丝万缕的联系。

大肠：古人关于大肠解剖形态与结构的认识记载在《内经·肠胃》有："回肠当脐，左环回周叶积而下，回运环反十六曲……广肠傅脊以受回肠，左环叶脊上下辟，当脐右回十六曲。回肠者，其回叠也；广肠即回肠之更大者；直肠，又广肠之末节也，下连肛门，是为谷道、后阴，一名魄门，总皆大肠也。"头尾两端其上接小肠，下接魄门，中医藏象学里大肠的主要生理功能为传化糟粕和主津，传化糟粕肠道蠕动向下排泄粪便，大肠主津肠道吸收水分参与调节体内水液代谢。

《诸病源候论·大便难候》中记载："大便不通者，由三焦五脏不和，冷热之气不调，热气偏入肠胃，津液竭燥，故令糟粕痞结，壅塞不通也。"中医认为，大肠可顺利排泄糟粕的前提，与心主血脉、脾胃运化、肺气宣降、肝主疏泄、肾主气化、小肠泌别清浊、三焦通调水道诸类功能脉脉相通，肠道运动由脏腑气机推动，脏腑的生理功能正常与否，均对大肠的传导运化有影响。《素问·灵兰秘典论》曰："大肠者，传道之官，变化出焉。"其"变化"的内涵指小肠传导食物残渣能在大肠中形成糟粕，大肠在六腑中主通降下行，其司是将糟粕排泄出体外。《灵枢·本输》曰："大肠者，传道之腑"，其意是六腑以通为用，以降为顺，尤以大肠为之最，大肠通降失常以糟粕内结，壅塞不通发生为秘。《素问·五脏别论》载："魄门亦为五脏使。"便秘起因于大肠的传导功能失常造成魄门的启闭出现异常，魄门不能正常开阖泻下糟粕，魄门为大肠最下端的出口，是糟粕排外的关键部位，对于魄门的描述见叶霖在《难经正义》中所说："下极为魄门者，魄门即肛门也。魄古与粕通。言食饮至此，精华已去，止存形质糟粕，故曰魄门也。"还见张志聪谓之："魄门，五脏之浊从此而出，故亦为五脏之下窍。"张琦提："为五脏使者，魄门失守则气陷而神去，故五脏皆赖以启闭，不独糟粕由之以出也。"而大肠的传导功能正常与否，除了和魄门密切外更见于脏腑之间的相互协调和各司其职，"大肠者，诸气之道路也"。

1. 脾胃与便秘

脾胃与大肠之间存在着密切的关系，它们相互依存，相互影响。胃与大肠属于腑，均以通降为用，若饮食过及水谷停于胃肠滞而不运，则易发生便秘，脾胃及大肠宜通不宜滞，饮食物和糟粕不可久留，需不停运化，而这些都依赖良好的脾胃功能。《黄帝内经》就有从脾胃论治便秘的记录，《灵枢·口问》曰："中气不足，溲便为之变，肠为之苦鸣。"表明溲便的变化需从中焦入手进行治疗，而其中"中气"则为脾胃之气，"不足"的含义不单是虚，因脾胃位居中焦，调节气机升降，如其功能失常，气机失调，皆可称为不足。《局方发挥》云："脾土之阴受伤，传输之官失职。"《灵枢·胀论》言："胃胀者，腹满，胃脘痛，鼻闻焦臭，妨于食，大便难。"脾阳不足则难以推动气血津液运行，脾不散津，则现排便无力引起便秘。《素问·奇病论》说："夫五味入口，藏于胃，脾为之行其精气。"由中气不足造成排便功能失常。《素问·平人气象论》曰："脏真濡于脾。"《素问·玉机真脏论》说："太过则令人四肢不举，其不及则令人九窍不通。"以及"脾不足，令人九窍不通"。脾主运化，胃主受纳，脾胃将饮食化为水谷精微，布散全身，大肠的传导功能赖于气血的濡养及津液的滋润。因此，魄门正常启闭赖于脾气升提与胃气通降，脾胃功能正常，则大肠传导、魄门启闭功能正常。若劳倦饮食伤脾，脾不升清，则生便溏飧泄；若饮食不节伤胃，胃失和降，则见便秘腹胀。又说："饮食入胃不能传送下行，上则为胀满，下则为便结，此必然之势也。"由于"脾合胃"，脾胃居于中焦，为气机升降之枢纽，大肠为六腑之下极，以通畅下降为顺。其气通降，六腑之气随之而畅，亦有助于脾气升达；其气如果不通，六腑之气则受碍而失于和降顺畅，脾气亦受累而难于升布。《伤寒论》中提及："太阳阳明者，脾约是也；正阳阳明者，胃家实是也；少阳阳明者，发汗利小便已，胃中燥烦实，大便难是也。"胃热导致津乏，脾之输布功能为胃热约束，以致肠中津液不足而结燥便故成便秘。脾胃升降有序，受纳、消化、传导、排泄，虚实更替，通而不滞，燥湿济济，使气机运行舒畅，气血津液生化源源不断，进而津液输布正常大肠得以濡润，便遂通畅无阻。

2. 心与便秘

《类经·脏象类》云："心者，君主之官也，神明出焉。"心主神志，主宰五脏六腑和协调人体的生理活动，若心神主宰失职，则可使魄门开合功能失常，从而导致大便失调。《灵枢·五癃津液别第三十六》言："五脏六腑，心为之主。"心神相安，人体生理功能协调有序，合作互助，则魄门开阖有度，气机升降有序，脏腑活动协调，二便正常。《素问·灵兰秘典论》曰："主不明，则十二官危，使道闭塞而不通。"当心主不明，职于传导之官的大肠必会受其影响，魄门关合无秩，内结燥屎，浊气上逆，干扰清空，堵闭神明出入之窍，可致上有神昏下生秘结。《诸病源候论》指出："心劳者，忽忽喜忘，大便苦难。"指出心神对于便秘的影响，若心神不宁、心不在焉或心神虚衰，君主统帅失司，肠道失于君之指令则气机紊乱，大肠传导失职从而便秘发生。并且心为火脏，可热下移小肠，致使小肠对于津液的吸收减少此基础之上，肠道失于濡润，传输涩洁，粪便干硬难下而引起便秘。张锡纯说："阳明胃气以息息下行为顺。为其息息下行也，即时时借其下行之力，传送所化饮食达于小肠，以化乳糜；更传送所余渣滓，达于大肠，出为大便。此乃人身气化之自然，自飞门以至魄门，一气运行而无所窒碍者也。"《内经》曰："心为君主之官，神明出焉；小肠者，受盛之官，化物出焉。"心与小肠二者经脉络属构成表里关系，相互影响，相互协调，心主血脉之用以推动气血运行的功效同时影响小肠传化物，若是小肠传化物功能受损也会向上影响心主血脉的功能。

3. 肾与便秘

由肾出发，肾气实则津液足，若肾虚精耗不能蒸化津液，温润肠道则肠道干涩而失润泽，因此粪便干燥，大便难以排出。《素问·逆调论》曰："水者，循津液而流也，肾为水脏，主津液。"《外台秘要》曰："肾疟者，令人洒洒，腰脊痛，宛转，大便难，目眴眴然，手足寒，刺足太阳、少阴。"肾受寒且肾开窍于二阴，故大便难下。《外台秘要》中引用到《病源》因肾引起便秘病机，"邪在肾，亦令大便难。所以尔者，肾脏受邪，虚而不能制其小便，则小便利，津液枯燥，肠胃干涩，故大便难。"当肾虚不能主一身之水液时，亦使大便难。《景岳全书·秘结》云："凡下焦阳虚，则阳气不行，阳气不行，则不能传送，而阴凝于下，此阳虚阴结也。下焦阴虚能致精血枯燥，精血枯燥则精液不到而脏腑干槁，此阴虚阳结也。"若肾阴不足或真阴亏耗，导致津液亏少，亦会导致便秘。陈士铎为此指出"五脏有脏火，七腑有腑火，火到之所，同气相亲，故其势易旺，所异者，水以济之也。而水止肾脏之独有，且水中又有火也。水之不足，安敌火之有余。"对于便秘被动受于肾主水的思想《杂病源流犀烛》亦言："大便秘结，肾病也。《黄帝内经》曰：北方黑水，入通于肾，开窍于二阴。盖以肾主五液，津液盛，则大便调和。若为饥饱劳役所损，或素嗜辛辣厚味，致火邪留滞血中，耗散真阴，津亏液少，故成便秘之证。"当肾虚失去固摄，不能制小便，则水液但输膀胱，间接导致肠道津液枯涩，也会导致便秘。明代医家赵献可于《气虚中满论》中说："盖肾开窍于二阴，肾气化则二便通。"金元时期的李东垣总结："肾司二便，主五液，津液盛则大便如常。"明代医书《医学正传·秘结论》中云："肾主五液，故肾实则津液足而大便滋润，肾虚则津液竭而大便结燥。"《素问·气厥论》曰："膀胱移热于小肠，鬲肠不便。"乃是膀胱之热移于小肠，影响肠道传导之功出现不便。

4. 肝与便秘

肝在生理层面依附于大肠，肝之疏泄的功能大肠顺利降浊保驾护航；若肝脏疏泄不及，肝气郁滞，则大肠降浊功能必定受损，形成腑气不通之证，肝的疏泄功能可以促进肠腑的通降。《素灵微蕴·噎膈解》言："粪溺疏泄，其职在肝。以肝性发扬，而渣滓盈满，碍其布舒之气，则冲决二阴，行其疏泄，催以风力，故传送无阻。"《五脏穿凿论》中也提出了"肝与大肠相通"的理论，暗合妙道。肝的疏泄功能与胃肠气机的升降息息相关，若肝失疏泄影响胃功能的降浊影响大肠传导则造成便秘，其《灵枢·杂病》曰："心痛引小腹满，上下无常处，便溲难，刺足厥阴。"《素问·通评虚实论》曰："隔塞闭绝，上下不通，则暴忧之病也。"肝者体阴而用阳，肝阴之血旺，其用阳疏泄之功盛，血布于大肠，大肠传导之功行。若肝血亏虚，肝阴不足，大肠失于血之布达而不得濡养，其大肠蠕动运行传导之能减弱，故便秘。《金匮要略浅注补正》言："肝主疏泄大便，肝气既逆，则不疏泄，故大便难。"肝气郁滞而气不降，则大肠传导失职，糟粕内停并致便秘。《辨证录·大便闭结门》谈及肝火之便秘"人有大便闭结，胸中饱闷，两胁疼痛，呕酸作吐，不思饮食。"《针灸甲乙经·卷九·肝受病及卫气留积发胸胁满痛第四》言："暴胀，胸胁榰满，足寒，大便难，面唇白，时呕血，太冲主之。"为肝气升发太过犯脾土，大便不通。

5. 肺与便秘

古代医家很早就提出手太阴肺经与手阳明大肠经相互络属及首尾连接的关系，便秘从肺论治的文献记载如《医学入门》曰："燥结当用通行肺气，肺与大肠相表里故也。桔梗汤加紫苏或苏子降气汤。"《血证论》云："肺与大肠相表里，肺遗热于大肠则便结，肺津不润则便结，肺气不降则便结。"《症因脉治·大便秘结论》曰："诸气怫郁，则气壅于大肠，而大便乃结。若元气不足，肺气不能下达，则大肠不得传道之令，而大便亦结矣。"再如《石室秘录·大便闭结》云："大便闭结者，人以为大肠燥甚，谁知是肺气燥乎？肺燥则清肃之气不能下于大肠。"叶天士亦云："昔丹溪大、小便闭于下，每每升提肺窍。"《临证指南医案》记载："盖肠痹之便秘，先生但开降上焦肺气，上窍开泻，下窍自通矣。"《医精经义》记载："大肠之所以传导者，以其为肺之腑，肺气下达，故传导。"《中西汇通医经精义·上卷》曰："肠中物至此，精汁尽化，变为糟粕而出，其所能出之故，则大肠为之传导，而大肠之所以能传导者，以其为肺之腑，肺气下达，故能传导，是以理大便必须调肺气。"均指出肺的功能失常会影响到大肠，将肺大肠相表里作联系，肺输布津液是大肠得以濡润的基础，而若肺津液输布失常肠燥便结不下，肺气不肃造成肠道不运导致便秘。丹溪云："予观古方通大便，皆用降气品剂，盖肺气不降，则大便难传送，用枳壳、沉香、诃子、杏仁等是也。"对于外感肺热，热移大肠《幼科铁镜》曰："肺与大肠有热，热则津液少而便闭。"鲁伯嗣《婴童百问》所言："小儿大肠热，乃是肺家有热在里，流入大肠。"

6. 三焦与便秘

作为奇恒之腑其一的三焦，属于"形而下者"，又为有形之"器"，便秘的发生与三焦功能失司密不可分。《素问·金匮真言论》曰："胆、胃、大肠、小肠、膀胱、三焦六腑腑皆为阳。"《素问·六节藏象论》曰："三焦、膀胱者，仓廪之本，营之居也，名曰器，能化糟粕，转味而入出者也。"《素问·五脏别论》亦有云："夫胃、大肠、小肠、三焦、膀胱，此五者天气之所生也……故泻而不藏，此受五藏浊气，名曰传化之腑。"三焦为六腑之一，其功能与其他五腑一样，既能化生水谷精微，同时能传导饮食糟粕，泻而不藏，故称为"传化之腑"。《济生方·大便》载："三焦气涩，运掉不得，于是乎奎结于肠胃之间，遂成五秘之患。"论述三焦致秘的主要原因。《难经·三十一难》载："三焦者，水谷之道路，气之所终始也。"提出三焦为水液代谢和一身气机行运之通道，三焦水道畅通无阻，即下输津液以润大肠，若三焦水道不行，则津液受阻不可下行大肠失润而致秘；若三焦气道不通，则一身气机逆乱失常，肠道运化推动无力，便结难下。当三焦气化有阻，水道不利，进一步影响到其他脏腑调节水液代谢的功能，导致水液代谢失常，大肠肠道内缺失津液濡润则引起便秘。

综上，除了单一病因病机影响下形成便秘，还可见各样不同的病因病机常互为相兼，在转化之中形成更复杂的病证。但形成便秘的病机基本离不开脏腑气血阴阳虚实，或因于时邪、情志、饮食、体质、药毒、虫兽跌打外伤等。该病在不同环境下，不同体质内会发生不同症状的便秘，当然经过数几朝代医家的不断探索研究，无论何种病因病机的便秘都可一举相应的药方，或见汤剂、蜜丸、针灸推拿、外敷膏贴等中医治法，种种巧妙到位的中医手段为当代便秘的临床研究提供了坚实的治疗基础。现代医学基于先贤总结的病因、病机和治则、治法，推陈出新，不仅在辨证手法上独特革新，面对多病并存的便秘治疗药物加减更是面面俱到。

第三节　治疗便秘的古代医方

便秘最早的探讨及认识可以追溯至《黄帝内经》《灵枢·杂病》和《素问·厥论》中多次提及"大便难""不便""不通""大便不利""不得前后""肠中不便""不得大小便""不得隐曲""不得前后""闭"等关于便秘的记载。而从东汉时代至今两千多年的时间里，历代医家通过不断地临床探索观察与长期实践总结，对于治疗便秘的方法方药获得可靠确切疗效。本章以朝代为序，沿历史阶段发展，提炼总结各代医家治疗便秘的经典方药。

一、东汉末年

张仲景·《伤寒杂病论》《金匮要略》

1. 大承气汤

【组成】芒硝三合，大黄（酒洗）四两，枳实（炙）五枚，厚朴（去皮，炙）八两。

【用法】上四味，以水一斗，先煮二物，取五升，去滓，纳大黄，更煮取二升，去滓，纳芒硝，更上微火一二沸，分温再服。得下，余勿服。现代用法：用水适量，先煎厚朴、枳实，后下大黄，芒硝溶服。

【功效】峻下热结。

【主治】阳明腑实证：大便秘结不通，脘腹痞满而硬，疼痛拒按，手足濈然汗出，谵语，舌苔焦黄起刺或焦黑燥裂，脉沉实有力；热结旁流，脐腹疼痛，按之坚硬有块，口干舌燥；热厥、痉病和发狂有里热实证者。

2. 小承气汤

【组成】大黄（酒洗）四两，枳实（大者炙）三枚，厚朴（去皮，炙）二两。

【用法】水四升，煮取一升二合，去滓，分温二服。初服汤，当更衣，不尔者，尽饮之。若更衣者，勿服之。

【功效】峻下热结。

【主治】阳明腑实证：见谵语潮热，大便秘结，胸腹痞满，舌苔老黄，脉滑数；痢疾初起，腹中胀痛，里急后重；霍乱，大便不通，谵语。

3. 调胃承气汤

【组成】大黄（去皮，酒洗）四两，芒硝半斤，甘草（去皮，炙）二两。

【用法】以水三升，煮二物至一升，去滓，纳芒硝，更上微火一二沸，温顿服之，以调胃气。

【功效】缓下热结，泄热和胃，润燥软坚。

【主治】阳明病胃肠燥热证，大便不通，蒸蒸发热，心烦腹中胀满；胃肠热盛而致发斑吐衄，口齿咽喉肿痛等。

4. 麻子仁丸（脾约丸）

【组成】麻子仁二升，芍药半斤，枳实（炙）半斤，大黄（去皮）一斤，厚朴（去皮）一尺，杏仁（去皮尖，熬，别作脂）一升。

【用法】上六味，蜜和丸，如梧桐子大，饮服十丸，日三服，渐加，以利为度。

【功效】润肠泄热，行气通便。

【主治】脾约便秘证。大便干结，小便频数，舌红苔黄脉数。

5. 大柴胡汤

【组成】柴胡半斤，黄芩三两，芍药三两，半夏（洗）半升，生姜（切）五两，枳实（炙）四枚，大枣（擘）十二枚，大黄二两。

【用法】上八味，以水一斗二升，煮取六升，去滓，再煮，温服一升，日三服。

【功效】和解少阳，内泄热结。

【主治】少阳阳明合病。往来寒热，胸胁苦满，呕不止，大便不解，或协热下利，舌苔黄，脉弦数有力。

6. 桂枝加大黄汤

【组成】桂枝（去皮）三两，大黄二两，芍药六两，生姜三两，甘草（炙）二两，大枣（擘）十二枚。

【用法】以水七升，煮取三升，每服一升，去滓温服，一日三次。

【功效】泄热通便，通腑泻实。

【主治】太阳表证未解，实热积滞，脉络瘀滞，大便不通。

7. 抵当汤

【组成】水蛭（熬）三十个，虻虫（去翅足，熬）三十个，桃仁（去皮尖）二十个，大黄（酒洗）三两。

【用法】以上药四味，为末以水五升，煮取三升，去滓温服一升，不下更服。

【功效】泄热逐瘀。

【主治】瘀滞致大便不通。

8. 猪胆汁导方

【组成】大猪胆一枚，泻汁，和少许法醋。

【用法】以灌谷道内，如一食顷，当大便出宿食恶物，甚效。

【功效】润肠通便，清热软坚。

【主治】老年及虚弱之人大便不畅。

9. 小柴胡汤

【组成】柴胡半斤，黄芩三两，人参三两，半夏（洗）半升，甘草（炙）五两，生姜（切）五两，大枣（擘）十二枚。

【用法】上七味，以水一斗二升，煮取六升，去滓，再煮，温服一升，日三服。

【功效】和解少阳，调达枢机。

【主治】少阳阳明合病。大便不解。

10. 厚朴三物汤

【组成】厚朴八两，大黄四两，枳实五枚。

【用法】上药以水一斗二升，先煮二味，取五升，纳大黄，煮取三升，温服一升，以利为度。

【功效】行气通便。

【主治】腹满痛，大便闭。

11. 大黄附子细辛汤

【组成】大黄三两，附子（炮）三枚，细辛二两。

【用法】上药以水五升，煮取二升，分温三服。

【功效】温阳散寒，通便止痛。

【主治】治疗阳虚寒结，腹痛便秘。

二、唐朝

孙思邈·《备急千金要方》

1. 三黄汤

【组成】大黄三两，黄芩二两，甘草一两，栀子二七枚。

【用法】上四味，咬咀，以水五升煮取一升八合，分三服。若大便闭，加芒硝二两。

【功效】清热解毒，散结通便。

【主治】治疗下焦热结不得大便方。

2. 五柔丸

【组成】大黄（蒸三斗米下）一升，前胡三两，半夏、肉苁蓉、芍药、茯苓、当归、葶苈、细辛各一两。

【用法】上九味为末，蜜和合捣万杵，为丸如梧子大，食后服十五丸，后稍增之，日再。（崔氏云，令人喜饭消谷益气。有忧者，加松实、间子各半两，服之缓中不如意，便服之，又加黄芩一两。）

【功效】和营补虚通利。

【主治】治疗肠腑闭塞及虚损不足，饮食不濡肌肤，三焦不调营卫不和。

3. 大五柔丸

【组成】大黄、肉苁蓉、芍药、葶苈、枳实、甘草、黄芩、牛膝各二两，桃仁一百枚，杏仁四十枚。

【用法】上十味为末，蜜和丸如梧子，一服三丸，日三，加至二十丸，酒下。

【功效】调和脏气，通利大便。

【主治】治脏气不调，大便难通，和营卫，利九窍，消谷益气。

4. 濡脏汤

【组成】生葛根、猪膏各二升，大黄一两。

【用法】上三味，咀，以水七升煮取五升，去滓，纳膏，煎取三升，澄清。强人顿服，羸人再服。亦治大小便不通。

【功效】通利大便，调畅气机。

【主治】主大便不通六七日，腹中有燥屎，寒热烦迫，短气汗出胀满方。

5. 芒硝丸

【组成】芒硝、芍药各一两半，杏仁、大黄各三两，黄芩一两六铢。

【用法】服十五丸加至二十丸，取通利为度，日三。

【功效】除胀消满。

【主治】治胀满不通方。

6. 走马汤

【组成】巴豆（去皮心，熬）二枚，杏仁二枚。

【用法】上二味以绵缠捶令碎，热汤二合捻取白汁，饮之当下，老小量之，通治飞尸鬼击病。

【功效】温里通便。

【主治】主一切卒中恶心痛腹胀大便不通方。

7. 巴豆丸

【组成】巴豆仁一升，清酒五升。

【用法】煮三日三夕碎，大熟，合酒微火煎令可丸如胡豆，欲取吐下者，服二丸。

【功效】温里，消积，通便。

【主治】治寒癖宿食，久饮饱不消，大便不通方。

8. 练中丸

【组成】大黄八两，葶苈、杏仁（熬）、芒硝各四两。

【用法】上四味为末，蜜丸如梧子大，食后服七丸，日三，后稍加之。

【功效】消积通便。

【主治】治宿食不消，大便难方。

9. 治大便闭涩不通神方

【组成】猪羊胆。

【用法】以筒灌三合许，令深入即出矣。不尽须臾更灌。一方加冬葵子汁和之亦妙。又方：椒豉汤五升，加猪膏三合灌之佳，临时不下即用之。又方白蜜煎成如人指大，深纳谷道佳。又无灰浓酒半升，盐三钱匕，炼如上法。

【功效】滋阴润肠。

【主治】治大便秘结难通。

█ 三、宋金元时期

（一）宋朝王怀隐·《太平圣惠方》（节选部分古方）

1. 大黄散方

【组成】大黄（锉碎，微炒）二两，枳实（麸炒微黄）二两，芒硝二两，甘草（炙微赤，锉）一两，厚朴（去粗皮，涂生姜汁，炙，令香熟）二两。

【用法】上件药，捣粗罗为散，每服四钱，以水一中盏，煎至六分，去滓，不计时候温服，以得利为度。

【功效】峻下热结。

【主治】伤寒未解，烦热口干，腹中有结燥不通。

2. 大便不通方

【组成】大黄（锉碎，微炒）三两，牛蒡子（微炒）一两，枳壳（麸炒微黄，去瓤）一两。

【用法】上件药，捣粗罗为散，每服四钱，以水一中盏，煎至六分，去滓，不计时候温服，以得利为度。

【功效】清热泻火，散结通便。

【主治】伤寒五六日，热结在内。

3. 槟榔散方

【组成】槟榔一两，榆白皮（锉）一两，桂心半两，滑石一两，甘草（炙微赤，锉）半两，大黄（锉碎，微炒）二两。

【用法】上件药，捣筛为散，每服五钱，以水一大盏，入生姜半分，煎至五分，去滓，不计时候温服，以得利为度。

【功效】利尿通便。

【主治】伤寒大便不通，小便赤涩。

4. 黄芩散方

【组成】黄芩一两，大黄（锉碎，微炒）二两，枳壳（麸炒微黄，去瓤）半两，大腹皮（锉）一两，郁李仁（汤浸，去皮尖）一两，羚羊角屑一两。

【用法】上件药，捣筛为散，每服五钱，以水一大盏，煎至五分，去滓，不计时候温服，以得利为度。

【功效】清热燥湿，消积通便。

【主治】伤寒八九日，大便不通，心神闷乱。

5. 柴胡散方

【组成】柴胡（去苗）、茵陈、木通、土瓜根、白鲜皮、栀子仁各一两，芒硝二两，大黄（锉碎，微炒）二两。

【用法】上件药，捣细罗为散，不计时候，以温水调服三钱，少时当利一两行，利后煮葱豉稀粥食之，如热未歇，再服。

【功效】清热泻火，通利二便。

【主治】时气恶寒，头痛，壮热，大便不通。

6. 调气圆方

【组成】枳实（麸炒微黄）一两，芒硝二两，大黄（锉碎，微炒）二两，杏仁（汤浸，去皮尖、双仁，麸炒黄，研如膏）二两。

【用法】上件药，捣罗为末，炼蜜和丸，如梧桐子大，不计时候，以温水下三十丸，如未利，再服。

【功效】泄热行气，润肠通便。

【主治】时气十余日不大便。

7. 大麻仁圆方

【组成】大麻仁（研入）二两，大黄（锉碎，微炒）二两，郁李仁（汤浸，去皮，研入）一两，木通（锉）一两，羚羊角屑一两。

【用法】上件药，捣细罗为末，令匀，炼蜜和圆，如梧桐子大，每服，不计时候，以温水下三十圆。

【功效】润肠泄热，行气通便。

【主治】热病大便不通。

8. 承气圆方

【组成】大黄（锉碎，微炒）一两，芒硝二两，郁李仁（汤浸，去皮，别研）一两，枳实（麸炒令黄色）一分，大麻仁（研入）一两

【用法】上件药，捣罗为末，炼蜜和捣二三百杵，圆如梧桐子大，每服，不计时候，以温水下三十圆，未利再服。

【功效】下气润燥，泻火通便。

【主治】热病十余日不便者。

9. 枳壳圆方

【组成】枳壳（麸炒微黄，去瓤）一两，大黄（锉碎，微炒）一两，芒硝一两。

【用法】上件药，捣罗为末，炼蜜和圆，如梧桐子大，每于食前以生姜汤下三十圆。

【功效】泻下通便。

【主治】大肠结实。

10. 大戟圆方

【组成】大戟（锉碎，微炒）一两，大黄（锉碎，微炒）二两，木香半两，羌活一两，陈橘皮（汤浸，去白瓤，焙）一两，桑根白皮（锉）一两，牵牛子（微炒，别捣罗取末二两）四两。

【用法】上件药，捣罗为末，入牵牛子末，同研令匀，炼蜜和圆，如梧桐子大，每于空心，以生姜汤下二十圆。

【功效】泻下导滞，通便行气。

【主治】肠胃积滞，大便不通，气壅上奔。

11. 芎黄散方

【组成】川芎半两，大黄（锉碎，微炒）三分，郁李仁（汤浸，去皮，微炒）三分。

【用法】上件药，捣细罗为散，每服一钱，以温水半盏，调服，量儿大小，以意分减，以利为度。

【功效】泄热行气，润肠通便。

【主治】小儿大便不通，腹胁妨闷。

12. 大黄散方

【组成】大黄（锉，微炒）一两，犀角屑半两，升麻半两，当归一分，赤芍药一分，红雪一两，甘草（炙微赤，锉）一分。

【用法】上件药，捣粗罗为散，每服一钱，以水一小盏，煎至六分，去滓，三四岁温服一合，量儿大小，加减服之，日三四服，以利为度。

【功效】清热泻下，凉血解毒。

【主治】小儿脏腑壅热，心神烦躁，大便不通。

13. 牵牛子散方

【组成】牵牛子（半生半炒熟）五两，桂心一两，枳壳（麸炒微黄，去瓤）、木香各半两，郁李仁（汤浸，去皮，微炒）一两，木通（锉）一两，青橘皮（汤浸，去白瓤，焙）一两。

【用法】上件药，捣细罗为散，空心，以热水调下二钱，如茶煎一沸，放温，搅起服之亦佳。

【功效】行气通便。

【主治】妇人大便不通。

14. 调气圆方

【组成】槟榔、羌活、桂心、川芎、木香各一两，郁李仁（汤浸，去皮、微炒）、大黄（锉，微炒）、牵牛子（半生半炒熟）、青橘皮（汤浸，去白瓤，焙）各二两。

【用法】上件药，捣罗为末，炼蜜和捣五七百杵，圆如梧桐子大，空心，以温生姜汤下三十圆。

【功效】行气导滞，攻积泄热。

【主治】妇人大便不通。

15. 芫花圆方

【组成】芫花（醋拌炒令干）半两，青橘皮（汤浸，去白瓤，焙）半两，大黄（锉，微炒）三分。

【用法】上件药，捣罗为末，炼蜜和圆，如梧桐子大，食前，以生姜汤下十圆。

【功效】泻下通便。

【主治】妇人大便秘涩。

16. 转木香圆方

【组成】木香、大黄（锉，微炒）、桂心、槟榔、青橘皮（汤浸，去白瓤，焙）各一两，巴豆（去皮心，用新汲水浸三日后，微火炒，令黄，研，纸裹压，去油，令尽）

半两。

【用法】上件药，捣罗为末，入巴豆研令匀，用面糊和圆，如粟米大，每服，以温水下七圆。

【功效】行气导滞，攻积通便。

【主治】妇人气壅，大肠秘涩。

17. 郁李仁散方

【组成】郁李仁（汤浸，去皮，微炒）二两，牵牛子（微炒）一两，神曲（微炒）、桂心、木香、青橘皮（汤浸，去白瓤，焙）、槟榔各半两。

【用法】上件药，捣细罗为散，空心，以生姜茶调下二钱。

【功效】行气导滞，泻下通便

【主治】妇人大便不通，搜风转气。

18. 丹砂圆方

【组成】丹砂（细研，水飞过）半两，续随子三分，腻粉一钱。

【用法】上件药，都细研令匀，炼蜜和圆，如绿豆大，三岁儿每服，以温水下二圆，量儿大小，以意加减服之。

【功效】泄热通便，清心镇惊。

【主治】小儿大便不通。

19. 走马箭方

【组成】羊胆一枚，蜜一合，盐花半两。

【用法】上件药，同煎如饧，拈如筋粗，可长一寸，纳下部中，须臾即通。

【功效】清热解毒，润肠通便。

【主治】小儿大便不通，连腰满闷，气急困重。

20. 蜂房散方

【组成】蜂房（炙，令微焦）一枚。

【用法】上件药，捣细罗为散，每服，以粥饮调下半钱，量儿大小，加减服之。

【功效】攻坚破积。

【主治】小儿卒大便不通。

（二）宋朝官修方书·《太平惠民和剂局方》（节选部分古方）

1. 木香槟榔圆

【组成】郁李仁（去皮）、皂角（去皮，酥炙）、半夏曲各二两，槟榔、枳壳（麸炒）、木香（不见火）、杏仁（去皮、尖，麸炒）、青皮（去白）各一两。

【用法】上为细末，别用皂角四两，用浆水一碗搓揉熬膏，更入熟蜜少许和圆，如梧桐子大。每服五十圆，食后温生姜汤下。

【功效】疏导三焦，宽利胸膈，通润大肠，破痰逐饮，快气消食。

【主治】痰食停积，三焦气滞，大便秘结，脘腹痞满。

2. 半硫圆

【组成】半夏（汤浸七次，焙干，为细末），硫黄（明净好者，研令极细，用柳木槌子杀过）。

【用法】上等分，以生姜自然汁同熬，入干蒸饼末搅和匀，入臼内杵数百下，圆如梧桐子大。每服空心，温酒或生姜汤下十五圆至二十圆，妇人醋汤下。

【功效】除冷积，暖元脏，温脾胃，进饮食。

【主治】寒痹冷癖，足寒无力，老人虚秘。

3. 黄芪汤

【组成】绵黄芪、陈皮（去白）各半两。

【用法】上为细末。每服三钱，用大麻仁一合，烂研，以水投，取将一盏，滤去滓、于银、石器内煎，候有乳起，即入白蜜一大匙，再煎令沸，调药末，空心、食前服。

【功效】益气润肠通便。

【主治】年高老人，大便秘涩。

4. 加减神功丸

【组成】诃黎勒、牵牛（微炒）、大麻仁（另捣如膏）各四两，人参（去芦）一两。

【用法】上为末，入麻仁捣研匀，炼蜜丸如梧桐子大，每服四十丸，温水或米饮，食后临卧服。如大便不通，可倍丸数。一方有大黄，无牵牛，温酒亦得。

【功效】泄热通便。

【主治】六腑风热，大便不通。

5. 凉膈散

【组成】大黄、朴硝、甘草（燈）各二十两，山栀子仁、薄荷叶（去梗）、黄芩各十两，连翘二斤半。

【用法】上粗末。每二钱，水一盏，入竹叶七片，蜜少许，煎至七分，去滓，食后温服。小儿可服半钱，更随岁数加减服之，得利下住服。

【功效】养阴退阳，清热泻火，止渴除烦，泻火通便，清上泄下。

【主治】上中二焦火热证。胸膈烦热，便秘赤。

6. 苏子降气汤

【组成】紫苏子、半夏（汤洗七次）各二两半，当归（去芦）两半，甘草（爁）二两，前胡（去芦）、厚朴（去粗皮，姜汁拌炒）各一两，肉桂（去皮）一两半（一本有陈皮去白，一两半）。

【用法】上为细末。每服二大钱，水一盏半，入生姜二片，枣子一个，紫苏五叶，同煎至八分，去滓热服，不拘时候。

【功效】清神顺气，和五脏，行滞气，进饮食，去湿气。

【主治】男、妇虚阳上攻，气不升降，上盛下虚，膈壅痰多，咽喉不利，咳嗽，虚烦引饮，头目昏眩，腰痛脚弱，肢体倦怠，腹肚疞刺，冷热气泻，大便风秘，涩滞不通，肢体水肿，有妨饮食。

（三）宋朝董汲·《旅社备要方》

枳实丸

【组成】大黄半两，牵牛（微炒，取末）半两，枳实（麸炒，去瓤）、人参各一分。

【用法】上为末，炼蜜为丸，如梧桐子大。每服三十丸，温水下，未动，再加数丸服之。

【功效】行气化痰消胀，滋阴润肠通便。

【主治】大便秘涩，腹满烦渴，伤寒胃热有燥屎，谵言狂乱。

（四）北宋朱肱·《类证活人书》

神功丸

【组成】大黄三两，人参半两，麻子仁（另研）五两，诃子皮（净取）二两。

【用法】上为细末，炼蜜为丸，如梧桐子大，每服二十丸，温水下，日三服，以通利为度。产后大便秘，米饮下十丸。

【功效】泄热行气，润肠通便。

【主治】三焦气壅，心腹痞闷，六腑风热，大便不通，津液内枯，大肠干涩，里急后重，或下鲜血，痰唾稠黏，风气下流，腰痛脚重，脐下胀痛，溺赤如金色。

（五）宋朝赵佶等整理汇编·《圣济总录》

1. 前胡丸方

【组成】前胡（去芦头）二两，大黄（锉、炒）、黄芩（去黑心）、木通（锉）、麻子仁、芍药各一两一分。

【用法】上六味，捣罗为末，炼蜜和丸，如豌豆大。每服十五丸，温水下食前服。

【功效】润利肠胃。

【主治】风秘、心烦腹满，便秘不通。

2. 调中丸方

【组成】大黄（锉）、鳖甲（醋炙黄，去裙襕）、朴硝、桃仁（汤浸，去皮尖、双仁，麸炒）各四两，皂荚（去皮椎碎，用水一升接取汁滤过）五梃，莱菔（椎碎，绞取汁）一斤。

【用法】上六味，将前四味为末，以陈醋一升半，同皂荚莱菔汁，煎五七沸后，入药末同熬得所，丸如梧桐子大。每服二十丸，温米饮下。

【功效】泄热导滞，行气润肠。

【主治】大肠风热秘。涩不通。

3. 木香丸方

【组成】木香半两，槟榔（锉）、大黄（煨，锉）、麻子仁各二两，牵牛子（末）、郁李仁（汤浸，去皮）、枳壳（去瓤麸炒）各一两。

【用法】上七味，捣罗为末，炼蜜和丸，如梧桐子大，每服二十丸，临卧温米饮下。

【功效】行气润肠通便。

【主治】肠胃风热，津液燥少，大便秘涩。

4. 羌活丸方

【组成】羌活（去芦头）、槟榔（锉）、木香、陈橘皮（汤浸，去白焙）、桂（去粗皮）各一两，大黄（煨熟）二两，牵牛子（捣取粉四两）半斤。

【用法】上为末，更研令匀，炼蜜和丸如梧桐子大，每服十五丸至二十丸，生姜紫苏汤下，渐加至三十丸。

【功效】祛风解表，通腑行气。

【主治】风气大肠秘涩。

5. 槟榔散方

【组成】槟榔（锉）一两，木香、木通（锉）、桑根白皮（炙锉）各半两，牵牛子（一半生，一半熟，同捣取末，一两用）二两，郁李仁（麸炒，去皮，别研如膏）一两，大黄（湿纸裹，煨）半两。

【用法】上七味，除研膏外，捣罗为散，入研膏和匀。每服二钱匕，入牛黄、龙脑各少许，温蜜汤调下，空心服。

【功效】清热泻下，行气导滞。

【主治】风秘肠胃痞塞不通，导气。

6. 清利丸方

【组成】皂荚（不蛀者，刮去黑皮，涂酥炙焦）四两，槟榔（锉）一两半，青橘皮（汤浸，去白，焙）、干姜（炮）、半夏（汤洗七遍，焙干）、羌活（去芦头）各一两，黑牵牛（生熟各一半，捣取细末四两）半斤。

【用法】上七味，捣罗为细末，用酒煮面糊，和丸如梧桐子大，每服二十丸，生姜汤下。

【功效】疏风行气，导滞通秘。

【主治】荣卫凝涩，风热秘结，气壅引饮。

7. 大圣丸方

【组成】木香、白槟榔（锉）、枳壳（去瓤，麸炒）、大黄（锉）、羌活（去芦头）、川芎、桂（去粗皮）、郁李仁（去皮研）各一两。

【用法】上八味，捣研为末，炼蜜丸如梧桐子大，每服三十丸，温熟水下，早晚食前服，以利为度。

【功效】行气导滞，攻积泄热。

【主治】三焦风热，气不调顺，大肠结燥，不得宣通。

8. 大黄丸方

【组成】大黄（炮，锉）半两，桔梗（炒）、枳壳（麸炒，去瓤）、川芎、羌活（去芦头）、木香、柴胡（去苗）、独活（去芦头）各一分，牵牛子（炒熟，半生用）一两半。

【用法】上九味，捣罗为末，熟煮莱菔，入药末，同于木臼内捣令丸得为度，丸如梧桐子大，每服三十丸，食后临卧熟汤下，加至四十丸。

【功效】泄热通便，行气止痛。

【主治】大肠秘热，心胸烦躁，头痛便难，腹胁胀满，口舌干燥。

9. 宣气木香饮方

【组成】木香、桂（去粗皮）、昆布（洗，去咸，焙）、槟榔（一半生锉，一半炮锉）、大黄（锉，炒）、半夏（汤洗七遍，去滑，麸炒）各半两，川芎、甘草（炙，锉）各一分，诃黎勒（煨，去核）三分。

【用法】上九味，粗捣筛，每服五钱匕，水一盏半，生姜（枣大，拍碎），煎至八分去滓，食后温服，日三。

【功效】化痰消食，泻下通便。

【主治】膈气痰涎，食不消化，大便不通，腹中雷鸣。

10. 半夏丸方

【组成】半夏（汤洗七遍，去滑，麸炒）一两，牵牛子（一半生，一半炒）四两，青橘皮（汤浸，去白，焙）、木通（锉）各半两。

【用法】上四味，捣罗为末，炼蜜和剂，捣熟，丸如梧桐子大，每服四十丸，夜卧时，淡生姜汤下。

【功效】燥湿化痰，理气通便。

【主治】大便不通，疏风转气下痰。

（六）宋朝齐仲甫·《女科百问》

1. 枳杏丸

【组成】杏仁（汤泡，去皮尖，别研）一两，枳壳（先研为末）二两。

【用法】上为细末，神曲糊为丸，桐子大。每服四十或五十丸，食前米饮姜汤下。

【功效】行气润肠通便。

【主治】脏腑坚秘涩少。

2. 麻仁丸

【组成】麻仁（去皮）二两，枳实（去白麸，炒）四两，白芍四两，大黄（炮）四两，厚朴二两，杏仁二两。

【用法】上为末，蜜丸梧桐子大。米饮下二十丸。未通，加至三十丸。

【功效】润肠泄热，行气通便。

【主治】津液燥少，大便结秘。

（七）宋朝杨士瀛·《仁斋直指方》

1. 三黄汤

【组成】黄连（去须）、黄芩、大黄（湿纸煨）等分。

【用法】上锉细。每服三钱，姜三片，慢火略煎，食后服。

【功效】清热燥湿，泻火解毒。

【主治】热证大便结。

2.甘豆汤

【组成】黑豆二合，甘草二钱。

【用法】上生姜七片，井水煎汁服。

【功效】通利二便。

【主治】热证、风证，大便不通。

3.润肠丸

【组成】杏仁（去皮尖，略炒）、枳壳（浸，去瓤，炒）、麻仁、陈皮各半两，阿胶（炒）、防风各二钱半。

【用法】上末，炼蜜丸桐子大。每服五十丸，老者苏子煎汤下，壮者荆芥泡汤下。

【功效】行气润燥，通导秘结。

【主治】大便秘涩不通。

4.当归润燥汤

【组成】升麻二钱，当归、熟地黄各一钱，生地黄二钱，甘草、大黄、桃仁泥、麻仁各一钱，红花少许。

【用法】上件，除桃仁、麻仁另研如泥外，锉如麻豆大。作一服，水二大盏，入桃仁、麻仁，煎至一盏，去滓，空心，宿食消尽，热服之。

【功效】滋阴养血，润肠通便。

【主治】理大便闭燥不通。

5.四物汤

【组成】当归、熟地黄、川芎、白芍药、大黄（煨）、桃仁（去皮尖）各一钱。

【用法】上咬咀。作一服，水一盏，煎八分，去滓服，或为丸亦得。

【功效】和血润下。

【主治】脏结秘涩。

6.六味地黄丸

【组成】干山药、山茱萸各四两，泽泻（去毛）、牡丹皮（去心）、白茯苓（去皮）各三两，熟地八两。

【用法】上为末，炼蜜为丸，梧子大，每服五六十丸，空心白汤下，寒月温酒下，如肾虚有饮作痰喘，生姜汤下。

【功效】润燥通便。

【主治】肾经津液不足，便秘者。

7.大补丸

【组成】黄柏（炒褐色）。

【用法】上以水丸服。

【功效】清热滋阴通便。

【主治】阴虚燥热便秘。

（八）南宋严用和·《严氏济生方》

1. 枳壳圆

【组成】皂角（去黑皮，微炒）一锭，枳壳（去瓤，麸炒）、大黄（锉，微炒）各二两，羌活（去芦）、木香（不见火）、橘红、桑白皮（蜜水炙）、香白芷各二两。

【用法】上为细末，蜜丸梧桐子大，每服七十丸，空心米饮，或姜汤下。

【功效】疏风理气，行气通便。

【主治】肠胃气壅风盛，大便秘实。

2. 麻仁丸

【组成】大麻仁（别研如膏）、大黄（锉碎，微炒）、厚朴（去皮，锉，姜制，炒）、赤芍药各二两，杏仁（去皮尖，别研）、枳实（去瓤，麸炒）各一两。

【用法】上为细末，炼蜜为丸，如梧桐子大。每服七十丸，空心，米饮送下，以利为度。强羸临时加减。

【功效】清热下气，润肠通便。

【主治】肠胃不调，热结秘涩。

（九）宋朝陈言·《三因极一病证方论》

阿胶枳壳圆

【组成】阿胶、枳壳（麸炒，去瓤）等分。

【用法】上为末，蜜圆如梧子大，别研滑石为衣。温水下二十圆；半日来未通又服。

【功效】滋阴补血，理气行滞。

【主治】产后虚羸，大便秘涩。

（十）金朝刘完素·《宣明论方》

1. 六合散

【组成】大黄（纸裹煨）一两，白牵牛（生）半两，黑牵牛（微炒）、甘遂各半两，槟榔（生）三钱，轻粉一钱。

【用法】上为细末，每服一钱，蜜水调下服，量虚实加减。

【功效】清热通便。

【主治】一切燥结，汗后余热宣转不通。

2. 神芎丸（又名加减三黄丸、神芎导水丸、导水丸）

【组成】大黄、黄芩各二两，牵牛、滑石各四两，黄连、薄荷、川芎各半两。

【用法】上为细末，滴水为丸，如小豆大，温水下十至十五丸，每服加十丸，日三服，冷水下亦得，或炼蜜丸愈佳；或久病热郁，无问瘦悴老弱，并一切证可下者，始自十丸，每服加十丸，以利为度。如常服此药，但除肠垢积滞，不伤和气，推陈致新，得利便快，并无药燥骚扰，亦不困倦虚损，颇遂患者心意，或热甚须急下者，便服四五十丸，未利再服，以意消息，三五岁小儿，丸如麻子大。凡此一法，此药至善，常服二三十丸，以利脏腑，但有益无损。

【功效】清利三焦，宣通郁结。

【主治】痰火内郁，风热上侵，烦躁多渴，心神不宁，口舌生疮，咽喉干痛，胸脘痞闷，肢体麻痹，皮肤瘙痒，大便干结，小便赤涩，小儿积热惊风，梦遗。

（十一）金朝李东垣·《脾胃论》

1. 通幽汤

【组成】桃仁泥、红花各一分，生地黄、熟地黄各五分，当归身、炙甘草、升麻各一钱。

【用法】上㕮咀，都作一服，水二大盏，煎至一盏，去渣，稍热服之。食前。

【功效】润燥通塞，调和气血，开通胃腑。

【主治】幽门不通上冲，吸门不开噎塞，气不得上下，治在幽门闭，大便难，此脾胃初受热中，多有此证，名之曰下脘不通。

2. 润肠丸

【组成】大黄（去皮）、当归、羌活各五钱，桃仁（汤浸，去皮尖）一两，麻子仁（去皮取仁）一两二钱五分。

【用法】上除桃仁、麻仁另研如泥外，捣罗为细末，炼蜜为丸，如梧桐子大，每服五十丸，空心用白汤送下。

【功效】润燥，和血，疏风。

【主治】饮食劳倦，大便秘涩，或干燥，闭塞不通，全不思饮食及风结、血秘。

（十二）元朝许国祯·《御药院方》

润肠丸

【组成】威灵仙一两半，郁李仁（去皮）半两，木香二钱，枳实（麸炒）二钱半，麻仁七钱半，槟榔三钱，人参二钱半。

【用法】上为细末，炼蜜和丸如梧桐子大。每服三十丸，至五十丸，生姜汤下，食后临卧服。

【功效】消食下气，祛风润燥。

【主治】津液耗少，大便秘涩，下焦气滞。

（十三）元朝危亦林·《世医得效方》

1. 皂角圆

【组成】皂角（炙，去子），枳壳（去瓤，麸炒）。

【用法】上等分，为细末，炼蜜为圆，如梧桐子大。每服七十圆，空心食前，用米饮送下。

【功效】行气通便。

【主治】大肠有风，大便秘结，尊年之人宜服。

2. 搜风散

【组成】青皮（去白）、威灵仙（去头洗）各二两，大黄（生）一两，大戟一两，牛蒡子（新瓦上炒）四两。

【用法】上为末。每服一钱，人壮实每服三钱。蜜、酒调服毕，漱口。

【功效】疏风行气，消积导滞。

【主治】大便秘结。

3. 六磨汤

【组成】沉香、木香、大槟榔、乌药、枳壳、大黄各等分。

【用法】上药于擂盆内各磨半盏，和匀温服。

【功效】行气降逆，通便导滞。

【主治】气滞腹急，大便秘涩兼热。

4. 脾积圆

【组成】蓬莪术三两，京三棱二两，良姜半两（以上用米醋一升，于瓷瓶内煮干，乘热切碎，焙），青皮（去白）一两，南木香半两，不蛀皂角（烧存性）三大挺，百草霜（村庄家锅底者佳）三匙。

【用法】上为末，用巴豆半两，去壳细研如泥，渐入药末，研和面糊丸麻子大。每服五十丸，加至六十丸，橘皮煎汤送下。

【功效】行气止痛，消积化滞。

【主治】饮食停滞，腹胀痛闷，呕恶吞酸，大便秘结，积气凝结。

5. 小通气散

【组成】陈皮（去白），苏嫩茎叶，枳壳（去穰），木通（去皮节）。

【用法】上等分，锉散。每服四钱，水一盏煎，温服立通。

【功效】宽胸利膈，行气通便。

【主治】虚人忧怒伤肺，肺与大肠为传送，致令秘涩。服燥药过，大便秘亦可用。

6. 润肠圆

【组成】麻子仁（细研，用水浸，滤去皮，取浓汁）一盏半，芝麻（微炒，研，用水浸取浓汁）半盏，桃仁（汤洗去皮，麸炒黄，研如泥）、荆芥穗（捣末）各一两。

【用法】上用前药，入盐少许同煎，可以当茶饮之，以利为度。

【功效】润肠通便。

【主治】大便秘涩，连日不通。

四、明清时期

（一）明朝张景岳·《景岳全书》

济川煎

【组成】当归三五钱，牛膝二钱，肉苁蓉（酒洗去碱）二三钱，泽泻一钱半，升麻五七分或一钱，枳壳一钱。

【用法】水一盅半，煎七八分，食前服。

【功效】温肾益精，润肠通便。

【主治】虚损，大便秘结不通。

（二）明朝朱棣、滕硕、刘醇·《普济方》

1. 大黄丸

【组成】大黄（锉，炒）三两，木香、干姜（炮，锉）、赤芍药、白术、川芎、羌活、桂心、槟榔、郁李仁（汤浸，去皮，炒）、当归（锉，炒）、神曲（炒）各一两，巴豆（去皮心，研绵，裹压去油）一分。

【用法】上为末，入巴豆，研令匀，炼蜜丸梧桐子大，每日空心，或夜卧时，以温茶下三十至五十丸，以利为度。如要快泻，良久以热茶投之。

【功效】泻下通便。

【主治】百病转矢气。

2. 搜风润肠丸

【组成】沉香、槟榔、木香、青皮（去瓤）、陈皮（去瓤）、京三棱、萝卜子（炒）、槐花（炒）、枳壳（麸炒，去瓤）、枳实（麸炒，去瓤）、木通各半两，郁李仁（去皮）一两。

【用法】上为末，炼蜜丸梧桐子大。每服五六十丸，食前煎木瓜汤下（一方有大黄无木通，米饮汤送饮下）。

【功效】滋润肠胃，导化风气。

【主治】三焦不和，胸膈痞闷，气不升降，饮食迟化，肠胃燥涩，大便秘硬。

3. 四磨汤

【组成】大槟榔、沉细、木香、乌药。

【用法】上播盆内，各磨半盏，和匀温服。

【功效】破滞降逆，补气扶正。

【主治】气滞腹急，大便秘结，及老人虚秘。

4. 火麻仁丸

【组成】火麻仁（另研如膏）三两，大黄（锉，炒）、诃黎勒皮各三两，人参（去芦）、陈橘皮（汤浸，去白，焙）各一两。

【用法】上为末，炼蜜杵为丸梧桐子大。每服二十丸，食前姜汤下，如未利加至三十丸，酒下亦得。此药纵利多，不损人。

【功效】行气润肠，泄热通便。

【主治】脏腑不调，大肠秘涩。

（三）明朝徐春甫·《古今医统大全》

1. 治血润肠丸

【组成】当归、大黄（煨）各一两，防风、羌活各半两，麻仁二两半，皂角仁（烧灰存性，去皮研，其性得湿则润，去湿则燥枯，用者勿误）一两，桃仁二两。

【用法】上除桃仁、麻仁别研如泥外，为细末，炼蜜为丸，梧桐子大。每服五十丸，三两服后，大便不能燥结也。

【功效】活血祛风，润肠通便。

【主治】大便风秘，血秘不通，常常结燥。

2. 消毒麻仁丸

【组成】芝麻（研取汁）四两，杏仁（去皮尖研如泥）二两，大黄五两，山栀十两。

【用法】上为末，炼蜜入麻汁和丸，梧桐子大。每服五十丸，食前白汤下。

【功效】清热泻火，润肠通便。

【主治】胃实而秘者，能饮食而小便赤。

（四）明朝龚信·《古今医鉴》

1. 通幽汤

【组成】当归一钱，生地黄五分，熟地黄五分，甘草（炙）五分，升麻一钱，桃仁一钱，红花三分，大黄（煨）三钱，火麻仁三钱。

【用法】上作一剂，水煎去滓，调槟榔末五分，食前稍热服。

【功效】辛润幽门。

【主治】津枯便秘。

2. 东流饮（谷同知传）

【组成】细茶一撮，生芝麻一撮，生桃仁七枚，大黄一钱或二三钱，甘草五分。

【用法】上用长流水，生擂碎服，立效。

【功效】泄热通便。

【主治】大便热结闭塞。

3. 厚朴汤

【组成】厚朴（姜汁炒）二钱六分，白术四钱，枳实（面炒）一钱半，陈皮二钱，半夏一钱八分，甘草（炙）二钱。

【用法】上锉作二剂，每生姜三片，煎，食远温服。

【功效】补脾益气，行气通便。

【主治】胃虚而闭，不能饮食，小便清利。

（五）明朝王肯堂·《政治准绳》

1. 益血润肠丸

【组成】熟地黄（杵膏）六两，杏仁（炒，去皮尖，杵膏）三两，麻仁（杵青）三两，枳壳（麸炒）二两五钱，橘红二两五钱，阿胶（炒）一两半，肉苁蓉一两半，苏子一两，荆芥一两，当归三两。

【用法】末之，以上三位膏同杵千余下，仍加炼蜜丸，如桐子大。每服五六十丸，空心白汤送下。

【功效】化瘀止痛,益气通便。

【主治】年高老人,大便秘涩。久病及老年肾水虚寒,精枯血竭,脾肺之元气虚,失统运转导之用,里急后重,时泄清水。

2. 苏麻粥

【组成】紫苏子、麻子仁不拘多少。

【用法】上二味研烂,水滤取汁,煮粥食之。

【功效】顺气,滑大便。

【主治】气秘。

3. 滋血润肠汤

【组成】当归(酒洗)三钱,芍药(煨)一钱半,生地黄一钱半,红花(酒洗)、桃仁(去皮尖,炒)、大黄(酒煨)、枳壳(麸炒)各一钱。

【用法】以水一盅半,煎至七分,入韭菜汁半酒盏,食前服。

【功效】养血活血,降气通便。

【主治】血枯及死血在膈,饮食不下,大便燥结。

(六)清朝汪昂·《医方集解》

1. 木香槟榔丸(子和)

【组成】木香、槟榔青皮(醋炒)、陈皮(去白)、枳壳(炒)、黄柏(酒炒)、黄连(茱萸汤炒)、三棱(醋煮)、莪术(醋煮)各五钱,大黄(酒浸)一两,香附、黑牵牛各二两,芒硝水丸(量人虚实服)。

【用法】上为细末,水为丸,如小豆大。每服三十丸,食后生姜汤送下。

【功效】滋阴抑阳,散郁破结。

【主治】治胸腹积滞,痞满结痛,二便不通;或泄泻下利,里急后重,食疟实积(胸腹痞满泻痢,由于饮食留滞、湿热郁积而成;二便不通,由于热结;里急后重,由于气滞)。

2. 枳实导滞丸(东垣)

【组成】大黄一两,枳实(麸炒)、黄芩(酒炒)、黄连(酒炒)、神曲(炒)各五钱,白术(土炒)、茯苓各三钱,泽泻二钱。

【用法】上件为细末,汤浸蒸饼为丸,如梧桐子大,每服五十至七十丸,温水送下,食远,量虚实加减服之。

【功效】消导化积,清热利湿。

【主治】治伤湿热之物,不得施化,痞闷不安,腹内硬痛,积滞泄泻。

(七)清朝陈士铎·《辨证录》

1. 抵当汤

【组成】水蛭(剪碎如米粒大,炒黑)三钱,虻虫二钱,各为末。桃仁(研碎)十四粒,大黄五钱。

【用法】水煎调服。

【功效】峻下热结。

【主治】大便闭结不通，手按之痛甚欲死，心中烦躁，坐卧不宁，小便清长。

2. 濡肠饮

【组成】熟地二两，当归一两，肉苁蓉一两。

【用法】水洗，淡水浸，一日换水五次，水煎，空腹服，数剂自通。

【功效】补肾水，润大肠。

【主治】肾虚大便闭结，口干舌燥，咽喉肿痛，头目昏晕，面红烦躁。

3. 温肠开闭汤

【组成】巴戟天一两，白术一两，熟地一两，山茱萸五钱，附子二钱。

【用法】水煎服。

【功效】补肾助阳，润肠通便。

【主治】大便闭结，小腹作痛，胸中嗳气，畏寒畏冷，喜饮热汤。

4. 暖阳汤

【组成】肉苁蓉一两，白术一两，附子一钱。

【用法】水煎服。

【功效】补肾火，温大肠。

【主治】补肾中之火，通大肠之结。

5. 丹黄汤

【组成】炒栀子三钱，丹皮三钱，白芍五钱，黄芩一钱，甘草一钱。

【用法】水煎服。

【功效】疏肝泻火通便。

【主治】肝火旺所致大便不通。

第三章 便秘的诊断与分类

便秘是一种表现为持续排便困难、排便不尽感或排便次数减少的临床常见疾病。排便困难包括排便量少、干结、排便费时和费力、排便不尽感，甚至需要用手法帮助排便。排便次数减少指每周排便次数少于 3 次或长期无便意。

第一节　便秘的西医诊断

功能性便秘分型常见参考指南（表 1）：

《便秘外科诊治指南》（2017 年）

《功能性便秘中西医结合诊疗共识意见》（2018 年）

《罗马Ⅳ：功能性胃肠病肠 – 脑互动异常》（2018 年）

《中国慢性便秘专家共识意见》（2019，广州）

《欧洲神经胃肠动力学会成人功能性便秘指南》（2019 年）

《慢性便秘基层诊疗指南》（2020 年）

表 1　国内外便秘指南中便秘的临床分型

便秘外科诊治指南（2017 年）	结肠慢传输型便秘、出口梗阻型便秘、混合型便秘
《罗马Ⅳ：功能性胃肠病肠 – 脑互动异常》（2018 年）	结肠传输型、出口梗阻型
功能性便秘中西医结合诊疗共识意见（2018 年）《欧洲神经胃肠动力学会成人功能性便秘指南》（2019 年）	正常传输型便秘、结肠慢传输型便秘、排便障碍型便秘
中国慢性便秘专家共识意见（2019，广州）慢性便秘基层诊疗指南（2020 年）	结肠慢传输型便秘、排便障碍型便秘、混合型便秘、正常传输型便秘

目前功能性便秘诊断标准主要采取罗马Ⅳ标准，标准如下：

（1）诊断前症状出现至少 6 个月。

（2）最近 3 个月内必须符合以下 3 条：

1）必须符合下列 2 项或 2 项以上：①至少 25% 的排便感到费力。②至少 25% 的排便为干球粪或硬粪。③至少 25% 的排便有不尽感。④至少 25% 的排便有肛门直肠梗阻或堵塞感。⑤至少 25% 的排便需要手法辅助。⑥每周排便少于 3 次。

2）不用泻剂时很少出现稀粪。

3) 不符合肠易激综合征的诊断标准。

《中国慢性便秘诊治指南》的病因分类较为全面和简明，分为功能性、器质性和药物性便秘 3 类：

（1）功能性便秘：包括功能性便秘、功能性排便障碍、肠易激便秘型。

（2）器质性便秘：由于器官发生病理性变化而造成的便秘，包括肠道疾病（结肠肿瘤、憩室、肠腔狭窄或梗阻、巨结肠、结直肠术后、肠扭转、直肠膨出、直肠脱垂、痔、肛裂、肛周脓肿和瘘管、肛提肌综合征、痉挛性肛门直肠痛）、内分泌和代谢性疾病（严重脱水、糖尿病、甲状腺功能减退、甲状旁腺功能亢进、多发内分泌腺瘤、重金属中毒、高钙血症、高或低镁血症、低钾血症、卟啉病、慢性肾病、尿毒症）、神经系统疾病（自主神经病变、脑血管疾病、认知障碍或痴呆、多发性硬化、帕金森病、脊髓损伤）、肌肉疾病（淀粉样变性、皮肌炎、硬皮病、系统性硬化病）等。

（3）药物性便秘：由于使用药物而引起的便秘，常见的容易引起便秘的药物包括抗抑郁药、抗癫痫药、抗组胺药、抗震颤麻痹药、抗精神病药、钙拮抗剂、利尿剂、单胺氧化酶抑制剂、阿片类药、拟交感神经药、含铝或钙的抗酸药、钙剂、铁剂、止泻药、非甾体消炎药等。

中国医师协会肛肠医师分会的《便秘外科诊治指南》将便秘分为结肠慢传输型便秘（slow transit constipation STC）、出口梗阻型便秘（outlet obstructed constipation OOC）和混合型便秘。其中 OOC 最为常见，STC 和 OOC 同时存在称为混合型。不同类型诊断标注如下：

（1）STC：①排便次数减少，少便意，粪便坚硬，排便困难。②肛门直肠指诊时直肠内无粪便或触及坚硬粪便，而肛管括约肌缩肛和用力排便功能正常；全胃肠或结肠传输时间延长。③缺乏 OOC 的证据，如排便造影和肛肠测压正常。

（2）OOC：①粪便排出障碍，可表现为排便费力、不尽感或下坠感，排便量少，有便意或缺乏便意。②肛门直肠指诊时直肠内有粪便，力排时肛门括约肌、耻骨直肠肌可能呈矛盾性收缩或痉挛性收缩；全胃肠或结肠传输时间正常，多数标记物可潴留在直肠内；排便造影可呈现异常；肛肠测压显示，用力排便时、肛门外括约肌呈矛盾性收缩或直肠壁的感觉阈值升高等。

（3）混合型便秘：同时具备 STC 和 OOC 的特点。

■ 一、出口梗阻型便秘

此类型便秘是盆底肌肉不放松或肛门外括约肌矛盾收缩而引起的排便障碍，约占慢性便秘的 60%，以排便费力、量少、排便不尽感或肛门下坠感为主症，常见类型包括：

（1）直肠黏膜脱垂内套叠。

（2）耻骨直肠肌综合征（痉挛、肥厚、粘连）。

（3）盆底肌痉挛综合征。

（4）直肠前突。

（5）盆底及会阴异常下降。

（6）小肠或乙状结肠内疝。

（一）直肠内脱垂

直肠内脱垂（internal rectal prolapse，IRP）是指近端直肠黏膜层或全层套入远端直肠内或肛管内而未脱出肛门，从而引起排便困难的一种功能性疾病。属于出口梗阻型便秘之一。又称直肠内套叠、隐性直肠脱垂、不完全直肠脱垂。1903年由 Tuttle 首先提出。本病由于多发生在直肠远端，部分患者可累及直肠中段，又称远端直肠内套叠。在中医文献中属于"便秘"。

1. 病史

本病多见于女性，经产妇多见。青年、中年或老年人均可发病，尤其是老年人。男性一般少于女性。

2. 症状

（1）排便困难：直肠排空困难，排便不尽感及肛门阻塞感，便意感频繁，排便次数增多，每次排便量少，且用力越大时阻塞感越重，常用手指或药物协助排便。

（2）疼痛：部分患者在排便时肛门会疼痛，部分下腹部疼痛。

（3）黏液便、血便：偶有血便或黏液便。

（4）大便失禁：严重的直肠内脱垂患者可出现大便失禁。

（5）心理症状：部分患者伴有精神症状，常见为抑郁或焦虑。

3. 体格检查

局部视诊肛周一般无异常。直肠指诊可发现直肠腔扩大、直肠下端黏膜松弛，或肠腔内黏膜堆积。侧卧位或蹲位行排便动作时可扪及套叠的黏膜，顶端如宫颈样。

4. 分类

直肠内脱垂分套入部和鞘部，按照套入部累及肠壁的层次可分为黏膜脱垂和全层套叠，按照鞘部可分为直肠内和肛管内脱垂。肛管内脱垂多为全层套叠，如果套入部顶端超出肛门外缘则称为直肠脱垂（脱肛）。1999年全国便秘诊治新进展学术研讨会拟定的直肠内脱垂的诊断分度标准分为轻、中、重度：①轻度：直肠内形成环形套叠在3~15毫米。②中度：直肠内形成环形套叠在16~30毫米。③重度：直肠内形成环形套叠＞31毫米或多处套叠或厚度＞5毫米。

5. 辅助检查

（1）乙状结肠镜。

乙状结肠镜检查虽不能发现内套叠，因插入肠镜时已将套叠复位，但在内套叠处常可见溃疡、糜烂、黏膜红斑或水肿，常易误诊为直肠炎症性疾病。

（2）排便造影。

排便造影是确诊直肠内脱垂的主要方法。根据造影可发现内脱垂起始于直肠远端前壁（腹膜反折处），直肠和髋骨间距离加大，静息相和排便相肛直角增大，大多数伴异常会阴下降，直肠排空尚可。典型表现是直肠侧位片见黏膜脱垂呈漏斗状影像，部分患者有骶骨直肠分离现象。主要可见直肠内脱垂的以下 3 类影像学变化：①直肠前壁脱垂：肛管上方直肠前壁出现折叠，使该部呈凹陷状，而直肠肛管接合部后缘光滑连续。②直肠全环内脱垂：在排便过程中肛缘上 6 ~ 8 厘米直肠前后壁出现折叠，并逐渐向肛管下降，最后直肠下段变平而形成杯口状的鞘部，其上方直肠缩窄成锥状而形成套入部。③肛管内直肠脱垂：套叠的头部进入肛管又尚未突出肛缘。

6.诊断与鉴别诊断

（1）诊断要点。

①长期便秘病史。②排便困难，直肠排空困难，排便不尽及肛门阻塞感。③局部视诊可无明显变化。

直肠指诊：可发现直肠腔扩大、直肠下端黏膜松弛或肠腔内黏膜堆积。

肛门镜：可见松弛的黏膜阻塞肛门口，不能看见直肠壶腹，并见黏膜充血水肿或溃疡糜烂。

排便造影：是诊断本病的关键。直肠侧位片见黏膜脱垂呈漏斗状影像，部分患者有骶骨直肠分离现象，即骶直间距 ≥ 20 毫米。

需结合病史、体格检查、内镜检查，并需经排便造影确诊；行电子结肠镜和钡灌肠检查以排除肠道肿瘤、炎症性肠病是极其重要的。由于无症状健康人群行排便造影检查也可发现约 1/5 的人有不同程度的直肠内脱垂，故临床上首先要除外器质性肠道疾病；其次是全面的肛肠功能检查，了解是否伴发直肠前突、盆底肌痉挛综合征等，最后再考虑排便造影所发现的直肠内脱垂与临床的关系。

（2）鉴别诊断。

直肠前突（RC）：直肠前突（RC）表现为出口阻塞症状，排便困难，排便不尽，但指诊时于直肠前壁可扪及明显的薄弱凹陷区，肠壁松弛，弹性下降，做排便动作时凹陷区更加明显。

耻骨直肠肌综合征（PRS）：耻骨直肠肌综合征（PRS）是以耻骨直肠肌痉挛性肥大、盆底出口梗阻为特征的排便障碍性疾病，患者表现为排便困难，往往越用力排便越困难，部分患者在排便时常大声呻吟，大汗淋漓，直肠指诊时发现肛管张力增高，肛管明显延长，耻骨直肠肌肥大，触痛，有时有锐利的边缘。

盆底痉挛综合征（SPFS）：盆底痉挛综合征（SPFS）是由于肛门外括约肌、耻骨直肠肌在排便过程中的反常收缩，导致直肠排空障碍性便秘的一种盆底疾病，是一种功能性疾病，是正常盆底肌肉的功能紊乱，而不同于耻骨直肠肌综合征的异常肌肉的功能改变。病理检查肌纤维及肌细胞正常，盆底肌电图、排便造影检查有助于诊断。

会阴下降综合征：此病是盆底肌肉异常松弛引起的一系列临床症候群，如排便困难、排便不全、会阴坠胀、肛门失禁等。长期的用力排便可能是主要原因，且文献报道此病女性中多数有多产、产伤史。本病的诊断主要依靠临床表现和实验室检查结果，最主要的是排便造影，如果患者有出口梗塞的表现，排便造影时会阴下降值达到了诊断标准，即可确诊。

（二）耻骨直肠肌综合征

耻骨直肠肌综合征是一种以耻骨直肠肌痉挛性肥厚，致使盆底出口梗阻为特征的排便障碍性疾病，组织学改变为耻骨直肠肌纤维肥大。

1. 病史

长期排便困难，长期服用泻药或使用开塞露辅助排便，伴有精神紧张。

2. 症状

渐进性加重的排便困难。排便用力过度，常大声呻吟，大汗淋漓。排便时间过长，每次达 1~2 小时。便次频繁，排便不畅感，便条细。排便需服泻剂或灌肠，而且泻剂用量逐渐加大。排便后肛门及骶后常疼痛，或直肠下段有重压感。经常性精神紧张。

3. 体格检查

局部视诊肛周一般无异常。直肠指诊可发现肛管张力增高，肛管明显延长，耻骨直肠肌肥大，触痛，部分可有锐利的边缘。

4. 分类

耻骨直肠肌综合征在临床可分为 3 种：

（1）轻度。

病程小于 6 个月，或者虽大于 6 个月，但排便困难较轻，药物治疗有效，对患者工作生活影响较小。

（2）中度。

病程大于 6 个月，或者虽小于 6 个月，但排便困难较重，药物治疗效果不佳，患者自觉特别痛苦。

（3）重度。

在中度便秘基础上，同时合并心理障碍。

5. 辅助检查

（1）肛管测压。

肛管静息压、最大收缩压均高于正常人，直肠括约肌松弛，反射减弱或消失。

（2）球囊逼出试验。

如果排出时间大于 5 分钟，或者不能自直肠排出，即可明确诊断。一般球囊逼出试验多用于辅助诊断，其检查的特异性不高。

（3）结肠传输试验检查。

结肠传输试验检查通常用于慢传输型便秘的诊断。不是耻骨直肠肌综合征必需的检查。但部分慢传输型便秘患者可能伴随有肌肉痉挛等，在结肠传输试验检查时应该仔细判断标记物运动的轨迹。若标志物在乙状结肠或直肠停留时间过长，需要判断结肠慢传输与出口梗阻哪个是主要原因。

（4）排便造影。

排便造影是诊断耻骨直肠肌综合征的重要方法，静息状态与排便时肛直肠角的大小变化对诊断有重要意义。正常静息状态下肛直肠角约 92°（72°~125°），用力排便时，耻骨直肠肌松弛，肛直肠角变大，约 137°（105°~160°），以利于大便顺利排出。因为耻骨直肠肌痉挛，排便造影显示患者肛管的长度表现出不同程度的增加。耻骨直肠肌综合征因为肌肉增厚甚至纤维化，在排便造影时，有时耻骨直肠肌压迹非常明显，呈"搁架征"。

（5）盆底肌电图。

盆底肌电图能够描述盆底肌肉各个时相的活动波形图，具有重要的诊断价值。该检查可以记录肛门外括约肌及耻骨直肠肌在静息状态下、用力排便时的肌电图特征。耻骨直肠肌综合征患者的肌电活动减弱，动作电位幅度降低、时程变短，肌纤维放电密度增加，并有较多的短棘波多相电位。

（6）MRI 检查。

盆腔磁共振检查对盆底组织有良好的分辨力，可显示耻骨直肠肌肥厚及其周围组织结构的情况，一定程度上可弥补排便造影的不足。对耻骨直肠肌综合征的诊断具有重要意义，有助于选择进一步检查方法、手术方式并为预后评估提供客观依据。

6.诊断与鉴别诊断

（1）诊断。

①缓慢进行性加重的排便困难，排便过度用力，排便时间过长。②便条细小，便次频繁及排便不尽感。③排便时肛门或骶区疼痛，精神常较紧张。④直肠指诊：肛管紧张度增高，肛管长度延长，耻骨直肠肌肥大，有时有锐利缘，常有触痛。⑤肛管压力测定：静止压及收缩压均增高，括约肌功能增加，可达 5~6 厘米。⑥球囊逼出实验：球囊自直肠排除时间＞5 分钟，或不能排出。⑦盆底肌电图：耻骨直肠肌有不同程度的异常肌电活动。⑧结肠传输实验：有明显的直肠滞留现象。⑨排便造影：各测量值尚正常，在静止、提肛及用力排便时，都有"搁架征"。

（2）鉴别诊断。

盆底肌痉挛综合征：盆底肌痉挛综合征主要表现为耻骨直肠肌痉挛、肛管直肠角缩小，但各排便动态 X 线片，先后都有变化，且常有耻骨直肠肌痉挛压迹，而无"搁架征"。耻骨直肠肌综合征排便造影出现明确"搁架征"即可与其鉴别。

慢传输型便秘：慢传输型便秘年轻女性多见，表现为排便次数减少，每 2~3 天或者更长时间排便 1 次，常伴有腹胀。结肠传输试验可发现全结肠传输慢，或者乙状结肠、直肠传输延迟。耻骨直肠肌综合征肠道传输功能检查，出现直肠滞留即可与其鉴别。

（三）盆底痉挛综合征

正常排便时，耻骨直肠肌和外括约肌放松，使肛管直肠角度大，肛管松弛，便于粪块排出，若排便时以上两肌不松弛，甚至收缩，就会阻塞肠道出口，引起排便困难称为盆底痉挛综合征。

1.病史

有长期便秘或多次肛周手术等病史的人群易患此病，患者在精神压力大时容易诱发临床症状的出现。

2. 症状

排便困难、排便时间延长且疼痛，成形软便亦不易排出。肛门坠胀、排便不尽、排便次数增加。会阴部胀痛而且便意频繁，需服大量泻药或灌肠以排便，自觉排便时肛门紧缩而不张开。部分患者可能并发痔疮、盆底疝、子宫脱垂、直肠前突、黏膜松弛等疾病。

3. 体格检查

局部视诊无明显变化，直肠指诊肛管张力较高，手指进入肛门困难，需用力方能通过肛管。肛直环肥大、肛管较长，部分患者可长达 6 厘米以上。直肠壶腹后方变深呈囊袋状。在做提肛动作时耻骨直肠肌后缘向前上方收缩，其边缘较锐，在模拟排便动作时耻骨直肠肌后缘不松弛反而向前上方收缩，肛管压力亦增高。

4. 辅助检查

（1）排便造影。

排便造影是诊断盆底痉挛综合征的重要方法，静息状态与排便时肛直肠角的大小变化对诊断有重要意义。在盆底肌痉挛状态下，用力排便时耻骨直肠肌不松弛，反而出现收缩，肛直肠角不变大或保持在 90° 左右，甚至更小。因为耻骨直肠肌痉挛，排便造影显示患者肛管的长度表现出不同程度地增加。当盆底痉挛综合征与耻骨直肠肌综合征伴有直肠前突时，可表现出典型的"鹅头征"。

（2）盆底肌电图。

盆底肌电图能够描述盆底肌肉各个时相的活动波形图，具有重要的诊断价值。该检查可以记录肛门外括约肌及耻骨直肠肌在静息状态下、用力排便时的肌电图特征。盆底痉挛综合征患者的肌电活动减弱，动作电位幅度降低、时程变短，肌纤维放电密度增加，并有较多的短棘波多相电位。耻骨直肠与外括约肌反常肌电活动。

（3）肛管压力测定。

静止压及收缩压均增高，括约肌功能增加。

（4）结肠传输试验。

结肠传输试验检查通常用于慢传输型便秘的诊断。不是盆底痉挛综合征必需的检查。但部分慢传输型便秘患者可能伴随有肌肉痉挛等，在结肠传输试验检查时应该仔细判断标记物运动的轨迹。若标志物在乙状结肠或直肠停留时间过长，需要判断结肠慢传输与出口梗阻哪个是主要原因。

（5）球囊逼出试验。

球囊排出时间 > 5 分钟或不排出。本病与耻骨直肠肌综合征主要区别是本病无肌纤维肥大，且无"搁架征"。

5. 诊断与鉴别诊断

（1）诊断。

排便困难，排便时间延长。排便有不尽感，排便有肛门直肠壅塞感，需手法辅助排便。直肠指诊肛管张力较高，手指进入肛门困难，需用力方能通过肛管，肛直环肥大、肛管较长。排便造影示：用力排便时肛门直肠角不变大甚至变小。盆底肌电图：耻骨直肠肌与外括约肌反常肌电活动。肛管测压：排便反射异常。结肠传输实验：可出现直肠潴留或左结肠、乙状结肠传输延迟。球囊逼出实验：球囊排出时间＞5分钟或不排出。本病与耻骨直肠肌综合征主要区别是本病无肌纤维肥大，且无"搁架征"。

（2）鉴别诊断。

耻骨直肠肌综合征：耻骨直肠肌综合征是由耻骨直肠肌的纤维、瘢痕形成的，其收缩、舒张功能完全丧失，继而导致的出口型梗阻的一种疾患，也是导致便秘的主要原因之一，临床表现与盆底痉挛综合征相比无特异性，主要是排便困难及排便不适感；造影时主要表现为：力排状态下造影剂完全不能排出或仅见少量造影剂排出，肛直角较静息时变小，肛管变长；出现耻骨直肠肌"搁架征"。"搁架征"的出现具有诊断性价值，"搁架征"对耻骨直肠肌综合征的诊断有重要意义，主要表现为静息、提肛和力排时，耻骨直肠肌部基本保持平直不变或变化较小，呈"搁板状"，造影剂完全不能排出或仅见少量造影剂排出。而盆底痉挛综合征主要表现为力排状态下肛直角变小，保持在90°左右，但各排便状态下可以有所变化，常出现耻骨直肠肌痉挛压迹而没有"搁架征"，这也是二者主要的鉴别点。

直肠癌：直肠癌是常见的恶性肿瘤之一，发病人群多为老年人，尤以50岁以上多见，以60~70岁最多。临床症状主要表现为便血、排便困难、排便习惯及大便性状的改变等。对于直肠下段Borrmann 4型直肠癌，影像学表现为直肠壶腹部肠腔的环形狭窄，类似于耻骨直肠肌痉挛压迹时，需要注意鉴别。直肠癌一般会伴有病变周围管壁的僵硬，正常黏膜中断或消失。肛门指诊及电子结肠镜检查可以帮助鉴别，盆底痉挛综合征患者肛门指诊及电子结肠镜检查一般无阳性发现。两者的鉴别亦需结合临床表现。

（四）直肠前突

直肠前突即直肠前壁与阴道后壁的一部分向阴道疝出，又叫直肠前膨出，是直肠前壁通过直肠阴道隔薄弱、松弛、缺损处向阴道膨出形成的疝。排便时受直肠腔内压力的作用，方向改变，朝向阴道，而不朝向肛门口，部分粪块陷入直肠前膨出的囊袋内，不能排出体外，当排便用力停止后，粪便又可回到直肠内，造成肛门坠胀，排便不尽，排便障碍，是引起出口梗阻型便秘的重要原因，患者因为长期解便费力受到重大困扰。临床上将直肠前突所导致的便秘疾病称为直肠前突型便秘病。

1. 病史

本病常见于中老年女性、经产妇，被认为与分娩、盆底组织松弛、直肠阴道压力梯度异常等原因有关。且停经后的妇女，身体各机能下降，直肠阴道隔部位的弹性纤维减少变薄，更易发展为直肠前膨出。男性直肠前壁有前列腺和尿道相邻，有牢固的支撑力，所以出现直肠前突的情况较少，偶有男性前列腺切除后发病。

2. 症状

症状表现为排便困难、排便不尽感、肛门处阻塞感、肛门及会阴坠胀感、单次排便时间长及排便间隔时间长，部分患者有便血、肛门疼痛，甚至有少数患者出现腹胀、性交困难或疼痛、排尿困难或尿失禁等。有的患者需用手按压肛门周围或用手插入阴道内按压阴道后壁协助排便，或用手指直接伸到直肠内抠出粪便。

3. 体征

直肠指检可见直肠前壁向阴道方向突出，呈盲袋状，重者可将阴道后壁推至阴道外口，双合诊可发现阴道中段的球形膨出以及会阴体纤维组织的缺失。

4. 分型

根据临床表现结合排便造影显示的深度测量结果可分成 3 度：①轻度：0.6～1.5 厘米。②中度：1.6～3 厘米。③重度：＞3 厘米。

同时也可根据排便造影结果将直肠前突分为 3 型：① I 型：前突呈指状，或单纯性向阴道膨出。② II 型：直肠前突呈大的囊袋状，直肠阴道隔松弛，直肠前壁黏膜脱垂，Douglas 窝呈袋状深陷。③ III 型：直肠前突与直肠套叠或脱垂并存。

5. 辅助检查

排便造影目前仍是诊断直肠前突及明确手术指征的主要检查方法。排便造影见：力排相直肠前壁向前突出呈囊袋状，边缘光滑，内有钡剂潴留。

（1）X 线排便造影。

通过清理肠道后用造影剂灌肠，坐于特制排便桶上，拍摄患者静息、提肛、初排时的直肠黏膜侧位片和力排时的直肠黏膜正侧位片，测量排便过程中肛管直肠角、直肠前突深度、肛上距等数据，有助于诊断肛管、直肠的器质性病变及功能异常。优点：X 线排便造影更符合正常排便的生理力学，对直肠前突的显示最准确，对力学相关的肠道疾病也能很好地反映。缺点：拍摄时机器的延时、因患者个体差异导致的排便速度及时间长短不一，难以拍出排便过程中各时段的最佳图像。

（2）动态 MRI 排便造影。

动态 MRI 排便造影能动静态结合观察肛管直肠角的角度变化及盆底肌和肛门括约肌的活动，评价有无损伤和功能障碍及排便时盆底肌与肛门括约肌的协调度。优点：动态 MRI 排便造影辐射小，排便过程中可连续收集图像，通过图像回放，选择最佳的排便过程图像进行分析。具有良好的软组织对比和多方位成像功能，提供更准确的多层次、多角度图像，可对患者静息、提肛、初排、力排时盆底解剖和功能异常综合判断，提高直肠前突的诊断率，更准确地反映直肠前突的深度。缺点：磁共振排便造影多采取仰卧位检查，故力学上的检查不如 X 线直接。

6. 诊断与鉴别诊断

（1）诊断。

直肠指检可在肛管上方的直肠前壁扪及，易突入阴道的囊状薄弱区，严重者可将阴道后壁推至阴道外。

（2）鉴别诊断。

直肠内套叠：直肠内套叠型便秘患者便前有会阴胀满感，排便时下腹部疼痛，大便干结，排便困难，排便次数增多，排便不尽感，排便时间延长，肛门阻塞感，且用力越大阻塞感越重，多需长期服用泻药或灌肠以协助排便，或将手指插入肛门推开拥堵的黏膜协助排便，偶有血便或黏液便，晚期患者多伴有会阴部神经损伤，可有不同程度的大便失禁。直肠指诊有阻塞感或裹指感。排便造影见：直肠侧位片力排相呈漏斗状影像，黏膜相松弛的直肠黏膜形成环状套叠的"武士帽征"或环凹状影像。肛门镜检查：患者稍加腹压即可见直肠黏膜向下堆积，似瓶塞样突入镜筒内。盆底肌电图：早期无肌电图异常表现，长时间直肠内套叠呈现神经源性损伤的反常电活动。球囊逼出试验：侧位排出时间超过 5 分钟，甚至排不出。

（五）盆底及会阴异常下降

会阴下降综合征是指盆底肌肉系统的张力减退、肌肉萎缩、异常松弛而引起的一系列临床症状，如排便困难、排便不尽感、会阴坠胀、肛门失禁等。会阴下降的特点是多部位、多系统、多脏器松弛性改变，以盆腔脏器为主。包括直肠、子宫及其附属固定结构、直肠阴道隔松弛，腹膜腔位置过低等。

1. 病史

此病好发于经产妇或中老年女性，年龄多为 21~76 岁，平均 45 岁，由于中年以后性激素水平下降，导致结缔组织退变松弛，从而导致盆底下降。会阴下降综合征的女性多伴有多产史合并产伤、直肠内套叠、直肠前突、阴道脱垂等疾病。

2. 症状

患者在安静状态下会阴位置较正常女性低，或在用力排便时，会阴下降程度超过正常范围，而临床上表现为出口梗阻性便秘或排便失禁。主要表现有：①排便困难：排便时间长、费力、排空障碍，结果导致经常做无效排便。②会阴疼痛：会阴严重下降患者，在长期站立或久坐后，可以出现难以定位的会阴疼痛不适，平卧位可缓解，疼痛和排便无直接关系。③大便失禁：不正常的排便可致使盆底肌肉张力降低，其神经也出现继发性改变，而至大便失禁。④直肠出血和黏液分泌：会阴下降患者多合并有直肠内脱垂和痔脱出，直肠前壁黏膜脱出和痔脱出一样，均有黏液分泌，如存在外伤可合并直肠出血。⑤尿失禁及阴道脱垂：会阴下降严重者，可出现功能性排尿异常，多为应力性尿失禁，同时腹腔内压升高，会阴下降致使阴道脱垂。

3. 体征

模拟排便可见会阴呈气球样膨出，并有明显的肛管和痔外翻，严重的会阴下降可合并有阴道脱垂。伴直肠脱垂时可见直肠脱垂出肛门。肛门指诊可触及肛管括约肌张力降低，嘱患者收缩肛管时力量明显降低，直肠前壁可能扪及孤立性溃疡，伴直肠前突时肛管上方前壁可扪及薄弱区。

4. 辅助检查

根据临床表现结合以下检查不仅可以诊断本疾病，还能发现合并的疾病。

（1）排便造影。

静坐时会阴位置（耻骨直肠肌压迹中点）低于坐骨结节下缘，力排时会阴下降大于 3 厘米，注意是否有直肠内套叠的漏斗征，直肠前突的囊袋状钡剂潴留等。

（2）肛管直肠压力测定：静息压、收缩压及咳嗽时压力均降低，直肠感觉容量增高。

1）机制：肛门内、外括约肌是构成肛管压力的解剖学基础，在静息状态下，肛管压力的约 80% 是由内括约肌张力收缩所形成的，其余 20% 是外括约肌张力收缩所构成的。

在主动收缩肛门括约肌的情况下，肛管压力显著升高，其产生的压力主要由外括约肌收缩所形成。因此，在静息及收缩状态下测定肛管压力，可了解肛门内、外括约肌的功能状态。在测定肛管直肠压力的同时，还可测定直肠肛管抑制反射、肛管高压区长度（亦称肛管功能长度）、直肠感觉容量及最大容量、直肠顺应性等多项指标。

2）检查前准备：患者一般无须特殊准备。检查前 1~2 小时嘱患者自行排便，以免直肠中有粪便而影响检查。同时，不要进行灌肠、直肠指诊、肛门镜检查，以免干扰括约肌功能及直肠黏膜而影响检查结果。检查者应事先调试好仪器，检查时一些必要的用品，如消毒手套、注射器、液体石蜡、卫生纸、布垫等应放置在方便处，以便随时取用。

3）检查方法：肛管静息压、收缩压依据肛管高压区长度测定患者取左侧卧位，右髋关节屈曲，将带气囊的测压导管用液体石蜡润滑后，轻轻分开臀缝，将导管缓慢插入肛管，使肛管测压孔进入达 6 厘米。采用拉出测定法，每隔 1 厘米分别测定距肛缘 6 厘米~1 厘米各点压力。肛管静息压为安静状态下肛管内各点压力，肛管收缩压为尽力收缩肛门时肛管内各点压力。静息状态下肛管直肠测定的各点压力中，与邻近数值相比，压力增加达 50% 以上的区域称为肛管高压区，其长度即为肛管高压区长度。

（3）盆底肌电图检查：有神经源性损害和肌源性损害。

1）机制：盆底横纹肌在解剖、生理上均与躯体其他部位的横纹肌有所不同。其含 I 型纤维（张力型纤维）较多，尤其是外括约肌与耻骨直肠肌。因其较小，故由其单根肌纤维及运动单位所产生的动作电位都比较小。这些肌肉平时总是处于持续张力收缩状态，产生一定的电活动，即使在睡眠时也是如此。排便时，肌肉松弛，电活动减少或消失。盆底肌电图就是通过记录盆底肌肉在静息、排便状态下电活动变化，来了解盆底肌肉的功能状态及神经支配情况。

2）检查方法：取左侧卧位，暴露臀部显出臀沟，消毒皮肤，铺无菌单。检查者手指套上指套，液体石蜡润滑后，轻轻插入肛门内，另一手将同心电极由臀沟尾骨尖下方刺入皮肤，向耻骨联合上缘方向行针，用肛门内手指控制针尖的方向和位置，进针 1~1.5 厘米可至肛门外括约肌浅层，进针 1.5~2.5 厘米至内括约肌，进针 3~3.5 厘米可至耻骨直肠肌。进针后休息 3 分钟，以待电活动恢复正常后，再开始检查。分别记录静息、缩肛及模拟排便时各盆底肌电活动。

5. 诊断及鉴别诊断

（1）诊断。

患者模拟排便动作时，可见会阴呈气球样膨出，肛管下降程度超过 2 厘米，并有明显的肛管黏膜和痔外翻。直肠指诊肛管括约肌张力降低，肛管收缩力量明显降低，伴直肠前突时肛管上方前壁可扪及薄弱区，伴直肠内套叠时可扪及堆积肠腔内的松弛的肠黏膜。

（2）鉴别诊断。

本病可与内括约肌失弛缓症相鉴别，内括约肌失弛缓症临床表现主要是排便费力和排便困难，虽用尽全身力气，仍便柱细窄、量少，排便时间延长却不能排空。患者常有用手挤压下腹部或取蹲位排便的习惯，甚至用双手掰开肛门以协助排便。直肠指诊肛门有明显紧缩感，但这种紧缩感不同于耻骨直肠肌综合征所造成的越向肛管深部紧张度越高的感觉，而是下部肛管紧张，尤以肛门部最为明显，甚至指尖进入肛管都很困难，肛管内外括约肌间沟变深，直肠内有较多粪便蓄积。①排便造影可见：肛管不开放，直肠颈部呈对称性囊状扩张，在肛管直肠交界处呈萝卜根样改变；静息相见直肠扩张明显甚至出现巨直肠；钡剂不能完全排空。②肛管压力测定：肛管的静息压主要靠内括约肌维持，故该病患者的静息压明显高于正常。此外，内括约肌松弛反射幅度下降或不能引出，对诊断有肯定意义，表现为气囊扩张直肠时肛管压力下降不明显或上升，直肠最大耐受量明显升高。③盆底肌电图：内括约肌肌电图的放电频率和放电间隔以及扩张直肠时有无电节律抑制，对诊断该病及鉴别其他出口梗阻性便秘有重要意义。

（六）小肠或乙状结肠内疝

肠疝是腹膜侧的疝，肠袢进入 Douglas 窝并向阴道或直肠突出。当正常的盆腔内筋膜受损或缺失时，小肠会填充于疝囊。是一种常见病和多发病，有先天性和后天性之分。容易危害人类健康，除了个别婴儿外，几乎不能自愈。小肠疝气的危害表现在各个方面，如影响消化系统健康、影响发育和生育、诱发其他相关性疾病等，小肠疝气在临床上比较常见，具有发病率高、严重性强的特点，会给患者带来剧烈的疼痛，影响患者的日常生活和工作，降低患者的生存质量。

1. 病史

肠疝主要发生于女性，大多数有经阴道或腹部的子宫切除史，在有盆腔手术史女性中发生率为 0.1% ~ 16%。

2. 症状

（1）腹痛：小肠疝的主要症状之一是腹痛。这种疼痛通常是持续性的，可能会在腹股沟区域或腹部其他部位感到不适。腹痛加重或缓解，取决于疝气的位置和活动程度。腹痛的出现是因为小肠被压迫或受到牵拉，导致局部组织受到刺激和损伤。

（2）腹胀：小肠疝还常伴有腹胀感。腹胀是指腹部充气和膨胀的感觉，可能伴有难以解尿和排气的感觉。腹胀的原因是由于小肠在腹腔内位置异常，导致肠蠕动受阻，气体积聚在腹腔内引起腹胀感。

（3）肿块：小肠疝时，可在腹部触摸到肿块。这个肿块可以是可触及的突出物，有时可在腹部活动。腹块的存在是因为小肠通过腹壁缺陷进入腹股沟或腹股沟环，在腹部形成可触及的凸起。

除以上相对常见的症状外，还有其他可能的症状，比如恶心、呕吐、便秘或腹泻等。这些症状可能是由于小肠疝引起的肠道功能紊乱或压迫周围器官所致。此外，若小肠疝引发肠套叠或梗阻，还可能出现剧烈的腹痛、呕吐、发热和血便等严重症状，需要及时就医处理。

3. 体征

肠疝是腹膜及腹腔内容物脱出于阴道，有的甚至合并阴道黏膜突出。它同时伴有其他盆底和肛管直肠异常并导致出口处梗阻。当正常的盆腔内筋膜受损或缺失时，小肠会填充于疝囊。

4. 分型

（1）肠疝分类。

①顶端肠疝：阴道顶端缺陷，腹膜囊及其内容物突出于前面的耻骨宫颈筋膜和后面的直肠阴道筋膜之间，从阴道顶端脱出。②前壁肠疝：附着于阴道顶端的耻骨宫颈筋膜缺陷，腹膜囊及其内容物突出于阴道的前面，从阴道轴前方脱出。③后壁肠疝：阴道后壁缺陷，腹膜囊穿过直肠阴道筋膜的缺陷，突出于阴道囊后面，从阴道轴后方脱出。

（2）肠疝分级。

0级：正常。

1级：肠疝到达阴道半程，部分或全部直肠腔压扁。

2级：肠疝下降到会阴体。

3级：肠疝脱出至肛门外。

5. 辅助检查

肠疝可通过动态肛管直肠内超声诊断，与排便造影比较，动态肛管直肠内超声易于操作、对患者影响小，不接触射线。因此这个新的诊断方法可用于肠疝的一线筛选，但需进一步研究证实动态肛管直肠内超声诊断的敏感性。

6. 诊断及鉴别诊断

（1）诊断。

肠疝可通过动态肛管直肠内超声诊断。

（2）鉴别诊断。

本病可与盆底疝进行鉴别，盆底疝是指腹腔脏器疝入异常加深的直肠子宫陷窝或膀胱陷窝内，或者疝入盆底异常间隙或正常扩大的间隙内，包括盆底腹膜、闭孔疝、坐骨疝、会阴疝等。盆底疝表现为会阴部坠胀感、盆底疼痛、排便梗阻感、排便不尽等，可引起出口梗阻性便秘的一系列排便障碍症状。部分患者还可以出现性功能障碍及尿失禁等症状。疝囊越深，疝入的内容物越多，症状越严重。可通过 MRI 排便造影进行诊断，该技术被认为是目前盆底研究最佳的影像检查手段，可完整分析排便时肛直角、肛管开放盆底腹膜症、耻骨直肠肌功能、盆底位置及会阴下降程度等。该检查对盆底腹膜疝和会阴疝有较大诊断价值。

二、慢传输型便秘

慢传输型便秘（STC）是一种由于肠内容物在肠道内通过缓慢而导致排便障碍的疾病，表现为结肠无力。临床常表现为大便次数减少（大便＜3次/周）、大便干结、排出困难等，是一种严重的功能性结肠动力障碍，也是慢性便秘的常见类型，约占1/3。

1. 病史

大部分患者从青少年时期开始发病，女性占绝大多数，没有明确诱因，部分女性患者与子宫切除史或分娩相关。

2. 症状

排便次数少，每周少于 3 次（或 2 次），自然排便间隔时间延长，并逐渐加重。大便干结。排便困难，粪便干硬难以排出，排便时间较长，一般大于 5 分钟。伴随症状：常见的有腹胀、腹痛、口苦、口渴、头晕、恶心、会阴胀痛、肛门下坠、心情烦躁、皮疹。少数患者伴有神经质或焦虑症。

3. 体征

多无特殊体征，部分患者可在左下腹触及肠管形状。

4. 分型

根据胃肠传输功能检查可将慢性便秘分为 7 型：直肠排空障碍型（Ⅰ型）、左半结肠慢传输型（Ⅱ型）、全结肠慢传输型（Ⅲ型）、结肠慢传输并直肠排空障碍型（Ⅳ型）、胃小肠结肠慢传输型（Ⅴ型）、全消化道慢传输型（Ⅵ型）、传输功能正常型（Ⅶ型）。

5. 辅助检查

（1）结肠镜或钡灌肠检查可排除结肠器质性病变。

（2）结肠传输试验为慢传输型便秘首选的检查方法。80% 的标志物在 72 小时以上不能传至直肠或排出，标志物弥漫分布在全结肠或聚在左半结肠及直肠乙状结肠区，即可认为结肠传输减慢。

测定结肠运输功能的方法主要有：不透光标志物追踪法及放射性核素闪烁扫描法。前者以其简单、安全、无创性、无须特殊设备等优点，在临床上得到广泛应用。而放射性核素闪烁扫描法因需特殊设备、患者暴露于核素等因素，使应用受到一定限制。现就不透光标记物追踪法加以介绍。

1）机制：正常成人结肠顺行推进速度约为 8 厘米 / 时，逆行推进速度约为 3 厘米 / 时，每小时净推进距离约 5 厘米。肠推进速度可受诸多因素影响。例如进餐后顺行速度可提高到 14 厘米 / 时，但逆行推进速度可不变；肌注某些拟副交感药物后，净推进速度可提高到 20 厘米 / 时。而一些便秘患者，其净推进速度可慢到 1 厘米 / 时。不透光标志物追踪法就是通过口服不透 X 线的标志物，使其混合于肠内容物中，在比较接近生理的前提下，摄片观察结肠的运动情况。尽管结肠运输时间反映的是结肠壁神经肌肉的功能状态，但是一次口服 20 粒不透光标志物后，不是 20 粒同时到达盲肠，标志物在结肠内的运动不是以集团式推进。这是由于标志物由口到达盲肠的运行时间受进餐时间、食物成分、胃排空功能及小肠运输功能等因素影响。因此，该方法只能了解结肠运动总体轮廓，不能完全反映结肠各段的功能状态。为保证结果的准确可靠，标志物不能过重，应与食糜或粪便比重相似，且显示清晰、不吸收、无毒、无刺激。目前国内外已有商品化标志物供应。

2）方法：从检查前 3 天起，停止使用一切可能影响消化道功能的药物及按一定标准给予饮食（每天含 14 克左右纤维），保持正常生活习惯无特殊改变。因检查期间不能使用泻药，也不能灌肠，对于那些已有多日未能排便，估计难以继续坚持完成检查者，待其排便后再按要求进行准备。因黄体期肠道转运变慢，故育龄妇女作此项检查时，应避开黄体期。检查日早餐后，吞服装有 20 个不透 X 线标志物胶囊。于服标志物后第 5 天和第

7 天各摄腹部平片 1 次。读片方法：从胸椎棘突至第 5 腰椎棘突作连线，再从第 5 腰椎棘突向骨盆出口两侧作切线，将大肠分为右侧结肠区、左侧结肠区、直肠乙状结肠区 3 个区域。通过这 3 个区域来描述标志物位置。标志物影易与脊柱、髂骨重叠，须仔细寻找。有时结肠肝、脾曲线位置较高，未能全部显示 X 线片上，应予注意。

3) 正常参考值：正常成人在口服标志物后，8 小时内所有标志物即可进入右半结肠，然后标志物可储留于右半结肠达 38 小时，左半结肠 37 小时，直乙状结肠 34 小时。结肠运输试验的正常参考值是：口服标志物后第 5 天至少排出标志物的 80%（16 粒），第 7 天全部排出。

4) 临床意义：是目前诊断结肠慢传输型便秘的重要检查方法。可以区别结肠慢传输型与出口梗阻型便秘。除标志物肠道通过时间延长外，根据标志物分布特点可将便秘分为 4 型：①结肠慢传输型：标志物弥漫性分布于全结肠。②出口梗阻型：标志物聚集在直肠乙状结肠交界处。此型较多见，常见于巨结肠、直肠感觉功能下降及盆底失弛缓综合征患者。③左侧结肠缓慢型：标志物聚集在左侧结肠及直肠乙状结肠区，可能为左结肠推进无力或继发于出口梗阻。④右侧结肠缓慢型：标志物主要聚集于右结肠，此型少见。

(3) 排便造影和直肠肛管测压检查可了解是否合并出口梗阻型便秘。

6. 诊断及鉴别诊断

(1) 诊断。

患者排便次数减少（＜ 3 次／周），大便干结，缺少便意，或伴有腹胀不适，结合病史、症状及结肠传输试验有慢传输证据即可诊断为 STC。

(2) 鉴别诊断。

与结肠器质性病变相鉴别：可通过结肠镜和下消化道造影排除结肠肿瘤、先天性巨结肠症。可通过立位 X 线腹平片排除肠梗阻。

与常见内科疾病引起的继发性便秘相鉴别：根据病情做相应的检查，排除糖尿病、甲状腺功能减退、帕金森综合征、中风后遗症、精神性疾病等引起的继发性便秘。

与出口梗阻型便秘相鉴别：一般出口梗阻型便秘多表现为排便困难，有的患者大便不干，或排便次数也正常，仍有排便困难或排便不尽的感觉。有时表现为排便次数多，便量较少，甚至需用手协助排便，或用开塞露或灌肠、洗肠排便。可通过传输功能检查及排便造影、肛管压力测定来确诊。

三、混合型便秘

混合型便秘为既有结肠传输功能障碍又存在功能性出口梗阻。两者互为因果，临床上可具有双重表现。在诊断便秘时，要充分考虑到存在此型便秘的可能性，不能只满足于单一类型便秘的诊断，否则不能取得满意的治疗效果，全面的肛肠动力学检查是诊断该型便秘的重要手段。

对于便秘的治疗，必须明确便秘的全身及局部原因，进行病因治疗。但便秘的原因错综复杂，常需综合的治疗才能收效，因此须在纠正不良饮食、生活习惯，增加活动量的基础上，给予必要的药物治疗及手术治疗。

除了由功能性疾病引起的便秘外，还有因为器质性疾病引起的便秘，是指由于器官发生病理性变化而造成的便秘，包括肠道疾病（结肠肿瘤、憩室、肠腔狭窄或梗阻、巨结肠、结直肠术后、肠扭转、直肠膨出、直肠脱垂、痔、肛裂、肛周脓肿和瘘管、肛提肌综合征、痉挛性肛门直肠痛）、内分泌和代谢性疾病（严重脱水、糖尿病、甲状腺功能减退、甲状旁腺功能亢进、多发内分泌腺瘤、重金属中毒、高钙血症、高或低镁血症、低钾血症、卟啉病、慢性肾病、尿毒症）、神经系统疾病（自主神经病变、脑血管疾病、认知障碍或痴呆、多发性硬化、帕金森病、脊髓损伤）、肌肉疾病（淀粉样变性、皮肌炎、硬皮病、系统性硬化病）等，以及由药物性因素引起的便秘，常见的容易引起便秘的药物包括抗抑郁药、抗癫痫药、抗组胺药、抗震颤麻痹药、抗精神病药、钙拮抗剂、利尿剂、单胺氧化酶抑制剂、阿片类药、拟交感神经药、含铝或钙的抗酸药、钙剂、铁剂、止泻药、非甾体消炎药等。在新生儿和婴儿中，先天性巨结肠是引起便秘的常见疾病，是一种肠道的先天性发育异常。是由于神经节缺如造成，故又称神经节缺如性巨结肠。

第二节 便秘的中医诊断

根据《中医内科学》教材"十三五"版，对便秘的诊断如下：

（1）排便次数每周少于 3 次，或周期不长，但粪质干结，排出艰难，或粪质不硬，虽频有便意，但排便不畅。

（2）粪便的望诊及腹部触诊、大便常规、潜血试验、肛门指诊、钡灌肠或气钡造影、电子结肠镜检查等有助于便秘的诊断。

中医可根据虚实、脏腑、六经辨证进行分类，常见类型如下。

一、虚实辨证

（一）虚秘

1. 气虚证

临床表现：粪质并不干硬，虽有便意，但临厕努挣乏力，便难排出，汗出气短，便后乏力，面白神疲，肢倦懒言，舌淡苔白，脉弱。

2. 血虚证

临床表现：大便干结，面色无华，心悸气短，失眠多梦，健忘，口唇色淡，舌淡苔白，脉细。

3. 阴虚证

临床表现：大便干结，如羊屎状，形体消瘦，头晕耳鸣，两颧红赤，心烦少眠，潮热盗汗，腰膝酸软，舌红少苔，脉细数。

4. 阳虚证

临床表现：大便干或不干，排出困难，小便清长，面色㿠白，四肢不温，腹中冷痛，得热则减，腰膝冷痛，舌淡苔白，脉沉迟。

（二）实秘

1. 气机郁滞证（气秘）

临床表现：大便郁结，或不甚干结，欲便不得出，或便而不畅，肠鸣矢气，腹中胀痛，胸胁满闷，嗳气频作，饮食减少，舌苔薄腻，脉弦。

2. 阴寒积滞证（冷秘）

临床表现：大便艰涩，腹痛拘急，胀满拒按，胁下偏痛，手足不温，呃逆呕吐，舌苔白腻，脉弦紧。

3. 肠胃积热证（热秘）

临床表现：大便干结，腹胀腹痛，面红身热，口干口臭，心烦不安，小便短赤，舌红苔黄燥，脉滑数。

二、脏腑辨证

1. 肠胃积热证

临床表现：大便干结，腹胀疼痛，心烦口渴，渴欲饮冷，小便短赤，舌红苔黄燥，脉滑实。

2. 肝郁气滞证

临床表现：大便干结或不甚干结，欲便不得出，或便而不爽，肠鸣矢气，腹中胀痛，嗳气频作，纳食减少，胸胁痞满，舌苔薄腻，脉弦。

3. 脾虚气弱证

临床表现：大便干或不干，虽有便意，临厕无力努挣，挣则汗出气短，面色苍白，神疲气怯，舌淡，苔薄白，脉弱。

4. 脾肾阳虚证

临床表现：便意减少，大便干结，排便费力，或虽有便意但临厕无力排出，肛门坠胀伴有排便不尽感，面色萎黄无华，时作眩晕，心悸，甚则少腹冷痛，小便清长，畏寒肢冷，舌质淡，苔白腻，脉沉迟。

5. 津枯肠燥证

临床表现：大便干结，状如羊屎，口干少津，神疲纳差，心烦不寐，手足心热，潮热盗汗，舌红苔少，脉细小数。

■ 三、六经辨证

（一）太阳经便秘证治

1. 桂枝汤证

《伤寒论》第 56 条："伤寒不大便六七日，头痛有热者，与承气汤。其小便清者，知不在里，仍在表也，当须发汗。若头痛者，必衄。宜桂枝汤。"

解析：太阳病中，不大便六七日，大多情况属邪热传里，热结阳明，理应与承气汤；此外通过小便的颜色判断病位的表里，伤寒不大便六七日，小便清白者，故邪仍在表，还应从表论治，表气开则里气合。在太阳经，阳气过重，风寒外束肌表，肺失肃降，肺与大肠相表里，大肠气不降，故大肠传导失司，营卫功能失调，营气不能下润肠道致秘，故当以桂枝汤调和营卫。

2. 五苓散证

《伤寒论》第 71 条："太阳病，发汗后，大汗出，胃中干，烦躁不得眠，欲得饮水者，少少与饮之，令胃气和则愈。若脉浮，小便不利，微热，消渴者，五苓散主之。"

解析：太阳病发汗过多，可致胃阴亏损。口渴欲饮者，少少与饮之，令胃气和则愈，脾运复，津液四布而病愈。表邪未解，表邪入腑，气机失职，水蓄于中，则升降失司，糟粕内停而为便秘。故可用五苓散以利水渗湿、温阳化气，从而缓解便秘之症。

3. 大陷胸汤证

《伤寒论》第 137 条："太阳病，重发汗而复下之，不大便五六日，舌上燥而渴，日晡所小有潮热，从心下至少腹硬满而痛，不可近者，大陷胸汤主之。"

解析：经文中"不大便五六日，舌上燥而渴，日晡所小有潮热"此乃阳明腑实证的特征，"舌上燥而渴"是阳明燥热伤津的表现，此外本证因"重发汗而复下之"，加重津液的耗伤，邪热内陷，与水饮之邪相结于胸膈，导致腑气不通，五六日不大便，故选用大陷胸汤，以达泻热逐水破结之效。

4. 半夏泻心汤证

《伤寒论》原文第 149 条："伤寒五六日，呕而发热者，柴胡汤证具，而以他药下之，柴胡证仍在者，复与柴胡汤。此虽已下之，不为逆，必蒸蒸而振，却发热汗出而解。若心下满而硬痛者，此为结胸也，大陷胸汤主之。但满而不痛者，此为痞，柴胡不中与之，宜半夏泻心汤。"

解析：中气虚弱，寒热互结，气机升降不相顺接，清阳不升，浊阴不降，肠胃失和，腑气不降，故致便秘。故用半夏泻心汤调畅气机，疏通肠道。

5. 桂枝附子去桂加白术汤（白术附子汤）证

《伤寒论》第 174 条："伤寒，八九日，风湿相搏，身体疼烦，不能自转侧，不呕，不渴，脉浮虚而涩者，桂枝附子汤主之。若其人大便硬，小便自利者，去桂加白术汤主之。"

解析：本证由湿困脾虚，阳微阴盛，脾气健运所致便秘。故用本方以燥湿健脾，调和阴阳。

（二）阳明经便秘证治

1. 三承气汤证

《伤寒论》第 207 条："阳明病，不吐不下，心烦者，可与调胃承气汤。"

第 213 条："阳明病，其人多汗，以津液外出，胃中燥，大便必硬，硬则谵语，小承气汤主之。若一服，谵语止者，更莫复服。"

第 238 条："阳明病，下之，心中懊憹而烦；胃中有燥屎者，可攻；腹微满，初头硬，后必溏，不可攻之。若有燥屎者，宜大承气汤。"

《伤寒论》中第 215、238、239、241、242、255 条体现阳明腑实重证，痞、满、燥、实、坚俱备，腑气不通，发作绕脐痛，而无消谷善饥者；下后邪热未清，宿食未尽，燥热与宿食重结于肠腑者；小便不利，大便乍难乍易，时有微热，喘冒不得卧者；循衣摸床者，宜用大承气汤攻之。

解析：津液不足，胃中干燥为阳明腑实证致秘的核心病机，也是《伤寒论》实秘的主要病因。燥热初结，腑气不通者，以调胃承气汤泻下阳明燥热结实，取"下而去实，缓而不伤"之效，泄尽胃中无形热结，而阴津之气上润，津液得输，便秘自除。阳明病里热炽盛，迫津外泄多汗，致胃肠内津亏干燥结实者，以小承气汤通腑泄热，消滞除满。

2. 蜜煎方证

《伤寒论》第 233 条："阳明病，自汗出，若发汗，小便自利者，此为津液内竭，虽硬不可攻之，当须自欲大便，宜蜜煎导而通之。"

解析：阳明病，用于发汗或利小便等治疗之后，津液耗伤，肠道干燥，失于濡养所致的排便困难，故以本方益气润燥。

3. 茵陈蒿汤证

《伤寒论》第 236 条："阳明病，发热汗出者，此为热越，不能发黄也。但头汗出，身无汗，剂颈而还，小便不利，渴饮水浆者，此为瘀热在里，身必发黄，茵陈蒿汤主之。"第 260 条："伤寒七八日，身黄如橘子色，小便不利，腹微满者，茵陈蒿汤主之。"

解析：本证因湿热蕴结，困阻中焦脾胃，脾胃气机升降枢纽受阻，腑气不通所致便秘。故以本方清热利湿，以达通便之效。

4. 麻子仁丸证

《伤寒论》第 247 条："趺阳脉浮而涩，浮则胃气强，涩则小便数，浮涩相搏，大便则硬，其脾为约，麻子仁丸主之。"

解析：因胃肠燥热，脾津液不足所致本证，其主证为小便数、大便硬，而"不更衣十余日，无所苦也"称之为脾约。趺阳脉浮主胃有热，趺阳脉涩主脾阴虚，胃强脾弱，脾为胃输布津液的功能受到了制约，不能够把津液还入胃肠道，肠道失润导致大便干结。脾输布津液的功能，受到了胃的阳气的制约和约束，所以称之为"脾约证"，故用麻子仁丸，润肠通便。

5. 抵当汤证

《伤寒论》第 257 条："病人无表里证，发热七八日，虽脉浮数者，可下之。假令已下，脉数不解，合热则消谷喜饥。至六七日不大便者，有瘀血，宜抵当汤。"

解析：因阳明邪热与胃肠旧有之瘀血相互搏结，胃肠津亏，大肠传导失司，故见不大便。脉浮已去而数脉不解，知血分之热仍在，血分之热合于肠，则热邪灼液而不大便，均宜抵当汤治以破血逐瘀，泻热。

（三）少阳经便秘证治

1. 小柴胡汤证

《伤寒论》第 148 条："伤寒五六日，头汗出，微恶寒，手足冷，心下满，口不欲食，大便硬，脉细者，此为阳微结，必有表，复有里也。脉沉，亦在里也。汗出为阳微，假令纯阴结，不得复有外证，悉入在里，此为半在里半在外也。脉虽沉紧，不得为少阴病。所以然者，阴不得有汗，今头汗出，故知非少阴也，可与小柴胡汤。设不了了者，得屎而解。"

解析：阳微结，从症状的描述来看，乃三阳气机的轻度郁结（"微"乃轻之意，"结"乃郁结之意，"阳"指三阳）。阳微结实际上是三阳同病的一种轻度的证候，其中以大便硬为一个突出的表现，故可用小柴胡汤治疗。

2. 大柴胡汤证

《伤寒论》第 103 条："太阳病，过经十余日，反二三下之，后四五日，柴胡证仍在者，先与小柴胡。呕不止，心下急，郁郁微烦者，为未解也，与大柴胡汤，下之则愈。"

解析：本证属少阳病兼阳明里实证，邪至少阳，气机不利，少阳热聚成实，兼阳明之证，当见腹满痛，不大便等阳明里实之证。少阳病不解，则不可下，而阳明里实，又不得不下，故用大柴胡汤和解与通下并行，两解少阳、阳明之邪。

（四）太阴经便秘证治

1. 理中汤证

《伤寒论》第 273 条："太阴之为病，腹满而吐，食不下，自利益甚，时腹自痛。若下之，必胸下结硬。"第 277 条："自利不渴者，属太阴，以其藏有寒故也，当温之，宜服四逆辈。"

解析：本证的病机为脾阳不足，寒湿内盛；中州虚馁，脾阳不运，大肠传导失司致便秘。故用理中汤以温中健脾。

2. 桂枝加芍药汤和桂枝汤加大黄汤证

《伤寒论》第 279 条："本太阳病，医反下之，因尔腹满时痛者，属太阴也，桂枝加芍药汤主之；大实痛者，桂枝加大黄汤主之。"

解析：本证为太阳病误下后，损伤了太阴脾阳，引起脾虚气滞不运，气血失和，导致大便不通，形成了太阴腹痛证。太阴腹痛证也称太阴里实证，是本虚标实的"阴实证"，表现为腹满时痛，用桂枝加芍药汤治疗。若病机由气血失和、糟粕传导不利，进一步发展到气滞血癖，兼有腐秽内停的程度，出现了大实痛，此为重证，用桂枝加大黄汤治疗。

（五）少阴病便秘证治

真武汤证

《伤寒论》第 316 条："少阴病，二三日不已，至四五日，腹痛，小便不利，四肢沉重疼痛，自下利者，此为有水气。其人或咳，或小便利，或下利，或呕者，真武汤主之。"

解析：本证属脾肾阳虚，温煦无权，不能蒸化津液，津气不布，大肠传导功能失常推动无力所致便秘。故用本方温补肾阳，使津气得布，肠道得润，则便通。

（六）厥阴病便秘证治

《伤寒论》第 326 条："厥阴之为病，消渴，气上撞心，心中疼热，饥而不欲食，食则吐蛔，下之利不止。"第 338 条："伤寒脉微而厥，至七八日肤冷，其人躁无暂安时者，此为藏厥，非蛔厥也。蛔厥者，其人当吐蛔。令病者静，而复时烦者，此为藏寒，蛔上入其膈，故烦，须臾复止，得食而呕，又烦者，蛔闻食臭出，其人常自吐蛔。蛔厥者，乌梅丸主之。"

解析：本证乃寒热错杂型，热则出现消渴，饮水自救的证候，表明机体阴虚的症状特点，阴液相对不足，肠道失于津液的濡润，则大便秘结；寒则出现寒凝，气机阻滞，肠道失与蠕动，阳气虚弱，推动无力，导致糟粕停留肠道，致大便秘结。故用本方升降脾胃，调和中焦，气机得畅，其便自通。

第四章 便秘的治疗

一、便秘的手术治疗

（一）慢传输型便秘

目前病因尚未完全明确，可能与肠神经系统及 Cajal 间质细胞、中枢神经及自主神经系统调节功能障碍、激素水平异常等有关。此外，家庭遗传因素或其他类型的便秘，因长期服用助泻剂，也是造成本病的主要原因。

目前国内 STC 手术治疗常用的手术指征为：①符合罗马Ⅳ标准。②结肠传输时间明显延长。③病程一般 ≥ 2 年，经系统非手术治疗后效果欠佳。④排便造影或盆腔四重造影能够明确无合并出口梗阻型便秘。⑤钡灌肠或结肠镜检查排除结直肠器质性疾病。⑥严重影响日常生活和工作，患者手术意愿明确。⑦无严重的精神障碍。常用的术式主要包括全结肠切除回肠直肠吻合术、次全结肠切除术，也有结肠旷置术、回肠造口术、顺行结肠灌洗术等，目前就主流术式及相关并发症简要介绍。

1. 全结肠切除回肠直肠吻合术（total colectomy with ileorectal anastomosis，TC-IRA）

全结肠切除回肠直肠吻合术切除从回肠末端至直肠上段范围内的结肠，行回肠直肠吻合。自 1908 年首次使用以来，已成为治疗 STC 应用最广泛的手术方法。适用于全结肠动力迟缓的患者，术后长期有效率高，手术彻底，术后复发率低。但全结肠切除后，患者肠内容物停留时间短，水分吸收少，且切除回盲瓣后肠内容物直接刺激直肠易导致频繁腹泻，严重时出现肛门失禁，影响术后生活质量。尽管 TC-IRA 手术尚有不尽如人意的地方，但从便秘复发率低的角度看，TC-IRA 仍然是治疗 STC 的首选术式。

2. 次全结肠切除术（subtotal colectomy，SC）

次全结肠切除术作为全结肠切除术（total colectomy，TC）的改良，SC 保留了回盲部和部分结肠，增加了水电解质、维生素 B_{12} 和胆盐的吸收，维持直肠和回肠之间的压力差，减少了术后腹泻的发生，但 SAC 没有去除结肠无力的病因，保留的结肠术后可能导致便秘复发。

（1）次全结肠切除盲肠直肠吻合术（subtotal colectomy with cecorectal anastomosis，SC-CRA）。

次全结肠切除盲肠直肠吻合术保留回盲瓣、盲肠及部分升结肠，行盲肠直肠吻合，能避免肠内容物的反流。其有效率高，并发症发生率相对较低，是目前国内医生采用率最高的术式。SC-CRA 按照肠管吻合方式分为顺蠕动盲直吻合术和逆蠕动盲直吻合术。顺蠕动

CRA 需要将盲肠扭转 180° 与直肠吻合，这一过程操作较为复杂，可能扭转系膜血管，引起小肠缺血，增加术后肠梗阻和吻合口漏的风险；逆蠕动 CRA 通过逆行端吻合盲肠和直肠，简化了手术操作，避免了血管扭转。CRA 在降低并发症发生率这方面来说，具有较高临床价值，可能与其保留了回盲瓣、升结肠起始部和大部分直肠有关。但正因为如此，CRA 存在便秘复发的可能性。同时，术中回盲部保留长度也是 CRA 的难点问题，目前尚无标准，保留过长，可能增加便秘复发率；而保留过短，回盲部无法起到储袋的作用，术后腹泻症状再次出现，这两点是在选择 CRA 时应该考虑的问题。

（2）次全结肠切除回肠乙状结肠吻合术（subtotal colectomy with ileosigmoidal anastomosis，SC–ISA）。

次全结肠切除回肠乙状结肠吻合术在 IRA 的基础上，保留患者乙状结肠，行回肠乙状结肠吻合术。通过保留乙状结肠，减少切除范围和盆腔操作，增加储存及吸收功能，可降低小肠梗阻、术后腹泻、大便失禁的发生率。ISA 的难点在于对乙状结肠的保留长度没有客观标准，对术后疗效有较大影响。一些学者认为，患者乙状结肠可能也存在导致 STC 的潜在因素，会增加术后便秘复发率，目前该术式临床应用较少，国内外进行次全结肠切除术时，一般采用盲肠直肠吻合术。

（3）次全结肠切除盲肠乙状结肠吻合术（subtotal colectomy with cecosigmoidal anastomosis，SC–CSA）。

次全结肠切除术通常行盲肠直肠吻合（CRA）或回肠乙状结肠（ISA）吻合，而盲肠乙状结肠吻合术（CSA）距回盲瓣 10 厘米处切除升结肠，距腹膜反折 10~15 厘米离断乙状结肠，然后将盲肠残端与乙状结肠残端进行端端吻合。2020 年，有学者首次提出：与其他 STC 的术式相比，CSA 可能更适合中国人群。因为中国人群与欧美人群相比，乙状结肠较长、直肠较短，故进行全结肠切除回肠直肠吻合术（ileorectal anastomosis，IRA）和 CRA 切除患者乙状结肠后，中国患者没有足够的肠道来吸收粪便中的水分，导致腹泻的发生率大大上升。同时，CSA 的吻合方式使得手术难度较 IRA 和 CRA 下降，因其不需要对回盲部进行扭转，避免了血管扭曲；而且保留了乙状结肠，使得吻合口张力下降，减少吻合口瘘的发生率。但由于研究刚刚起步，临床应用尚未展开，缺乏大量病例支持其有效性，外科医生应根据患者不同的肠道解剖情况，个体化地选择手术术式。

3. 结肠旷置术（colonic exclusion，CE）

我国最先开展 CE，手术方式包括升结肠离断的盲肠 – 直肠端侧吻合术（不旷置回盲瓣）和末段回肠离断的回肠 – 直肠端侧吻合术（旷置回盲瓣）。结肠旷置术不仅具有手术创伤小、手术时间短、术后恢复快、围术期并发症少、最大限度地保留部分结肠功能等优点，而且术后便秘症状明显缓解，生活质量显著提高，适合一般情况较差、合并基础疾病或老年患者。但 CE 最大的缺点在于因旷置结肠形成盲袢，术后导致腹胀、腹痛等并发症，部分患者需再次手术缓解症状。

4. 回肠造口术

回肠造口术在末端回肠行永久性造口，往往针对年老体弱不能耐受结肠切除术。该术式操作简单、创伤小、术后恢复快，复发率低。缺点也十分明显：一方面并发症发生率高，而且需要二次造口的可能性高；另一方面，患者丧失了肛门排便功能，必须进行造口护理，生活质量受到严重影响。回肠造口术作为便秘患者最后的手术方式，应严格掌握适应证，其仅适用于基础情况差、无法耐受肠切除手术的患者，或结肠旷置术、肠切除术后出现严重并发症的患者。

5. 金陵术（结肠次全切除联合改良 Duhamel 术）

金陵术由我国外科医生首创，在临床已推广近 20 年。手术先行次全结肠切除、升结肠 - 直肠后壁端侧吻合、直肠后壁全长与升结肠侧大口径吻合术，在治疗 STC 的同时，也能纠正盆底解剖和功能紊乱，解除出口梗阻型便秘的病因，适合混合型便秘患者。金陵术作为一种创新治疗术式，能有效地改善顽固性便秘患者排便功能和生活质量，具有较高的随访满意率，其优势在于能同时治疗 STC 和 OOC，并有较好的手术疗效，且并发症少，值得进一步临床推广。

6. 顺行结肠灌洗术

顺行结肠灌洗术是经腹壁建立结肠与外界的通路，可经此通路间断、快速地灌洗结肠。目前有两种手术方式，一种是通过腹腔镜阑尾腹壁造口，另一种是将末段回肠切断、近端与升结肠吻合、远端与腹壁造口，通过阑尾和远端回肠插入灌洗管至盲肠，进行顺行结肠灌洗。顺行结肠灌洗术缓解便秘的效果较好，但疗效随时间逐渐消失，被认为是一种短期姑息性治疗措施，而且在国内的报道较少见。手术的难点在于手术成功率低、操作复杂，手术并发症如灌流液倒流、造口狭窄、导管移位等发生率高，术后满意度低。因此，不作为一种常规的手术方式。

7. 全结肠直肠切除、回肠储袋肛管吻合术（total colectomy with ileal pouch anal anastomosis，TC-IPAA）

回肠储袋肛管吻合术切除末端回肠、盲肠、结肠以及齿状线上方的直肠，再折叠末端回肠制成 15 厘米的"J"形储袋，行回肠储袋肛管吻合术。有研究表明，IPAA 术后容易出现储袋出血、肠梗阻、盆腔感染及储袋相关瘘等并发症，发生率可达 33.5%。回肠储袋肛管吻合术手术创伤大，并发症多，近年来相关文献报道较少，国内学者多认为应慎重考虑其在 STC 中的应用，手术医生需严格把握适应证。

（二）直肠内脱垂（internal rectal prolapse，IRP）

直肠内脱垂是指近端直肠黏膜层或全层套入远端直肠内或肛管内而未脱出肛门，从而引起排便困难的一种功能性疾病，属于出口梗阻型便秘之一。又称直肠内套叠、隐性直肠脱垂、不完全直肠脱垂。1903 年由 Tuttle 首先提出。本病由于多发生在直肠远端，部分患者可累及直肠中段，又称远端直肠内套叠。在中医文献中属于"便秘"。一般建议尽早手术治疗。本章就目前最常用的几种手术方式作简单介绍。

1. 经会阴直肠黏膜剥除肌层折叠术（Delorme 术）

经肛在齿状线上 1 ~ 2 厘米处环形切开直肠全层，沿黏膜下层间隙向下游离至脱垂顶端近侧 2 ~ 4 厘米处，并切除游离的黏膜，缝合黏膜并折叠肌层，使直肠复位到肛提肌上方，恢复直肠的正常解剖位置。该术式可早期恢复饮食、术后疼痛轻、住院时间较短，但术后复发率较高。

2. 经肛门吻合器直肠切除术（STARR 术）

该术式临床多用于直肠内脱垂，通过吻合器进行直肠近心端和远心端的吻合，切除脱垂的直肠达到消除直肠脱出的目的。相当一段时间以来，STARR 手术被广泛应用于 IRP 的治疗。相比 Altemeier 与 Delorme 手术，STARR 手术具有操作简便、手术时间更短、安全的优点，对排便梗阻等便秘症状有不错的疗效，因此常被建议作为 IRP 伴出口梗阻性便秘的首选术式，有效率可达 80%。

3. 其他手术治疗法

临床上运用较广的手术治疗还有自动痔疮套扎器套扎脱垂直肠黏膜、痔上黏膜环形切除吻合术（PPH）、选择性直肠黏膜切除吻合术（TST）。目前大量开展直肠黏膜环形错位套扎吻合术（EPH），将远近端黏膜进行套扎吻合，使脱垂黏膜向上悬吊和牵拉，从而达到不再脱垂的效果。临床表明，EPH 术后患者出血、肛门疼痛、尿潴留、肛门狭窄等并发症发生的概率极少，达到微创的目的。

（三）直肠前突

直肠前突即直肠前壁与阴道后壁的一部分向阴道疝突出，又叫直肠前膨出。直肠前突患者常伴随便秘症状，严重影响生活者可选择手术治疗。

其手术适应证：①具有典型的临床症状。②前突深度＞3 厘米的重度直肠前突者。③轻中度直肠前突经 3 个月非手术治疗未见好转者。④结肠传输试验结果正常，无慢传输型便秘者。⑤耻骨直肠肌的肌电图检查正常。直肠前突的手术方式较多，大致可通过入路不同，分为经肛门入路、经阴道入路、经会阴入路及经腹入路 4 种。

1. 经肛门注射疗法

本法适用于轻中度直肠前突患者。

（1）硬化剂注射。

消痔灵注射液作为常用的硬化剂，原理是将硬化剂注射于直肠黏膜下层，产生无菌性炎症，使其萎缩硬化粘连于直肠肌层。此法操作时需注意注射深度，避免穿刺过深引起直肠阴道瘘。

（2）肉毒毒素注射法。

在直肠内超声引导下于耻骨直肠肌两侧及肛门括约肌前部 3 个部位注射稀释后的肉毒毒素。该法简单，不良反应少，但远期疗效欠佳，需多次重复注射治疗。

2. 经肛门缝合修补术

本法适用于轻中度直肠前突患者。

（1）传统修补法。

1）传统闭式修补法。

• Block 法：提起薄弱区中心，用弯血管钳将薄弱区的基底部行纵行夹闭，沿血管钳用丝线自下而上纵行连续缝合，缝合深度达黏膜肌层，向上缝至耻骨联合处，为了避免排便障碍，缝合时应下宽上窄，此法适用轻度的直肠前突患者。

• Sulivan法：与Block法的不同之处在于不用血管钳钳夹，用可吸收缝线呈"烟卷式"间断缝合，即从薄弱区一侧进针，深达黏膜肌层，另一侧出针，缝4~6针即可，相当于前壁柱状缝合而使直肠阴道隔加强。此法亦仅限于轻度直肠前突患者。

• 胶圈套扎法：将齿线上的直肠前壁薄弱区细分成多个区域，大致呈下宽上窄的等腰梯形，将每个区域的中心提起用套扎器套扎，向上逐渐减少套扎点，套扎完毕后会触及增厚的直肠前壁。跟处理内痔原理一致，是利用小橡胶圈套于松弛黏膜的根部，血运受阻，促使黏膜缺血、坏死、脱落，从而达到治愈的目的，缺点是黏膜脱落时有引起大出血的风险。

• 闭式荷包缝合术：镊子提起薄弱中心处向下牵拉呈"囊袋状"，在牵拉的直肠前壁上均匀用可吸收线行荷包缝合后，收紧打结，使前壁黏膜增厚呈紧绷状态，当效果欠佳时可在周围再荷包缝合或在原荷包上方行两次"8"字缝合。

2）传统开放式修补法。

• Sehapayah法：在齿线上方0.5厘米处直肠前壁做一长约6厘米的纵行切口，深达黏膜下层，暴露肌层，根据前突程度向切口两侧游离黏膜，为避免损伤阴道及减少出血，可左手食指深入阴道，顶起直肠前壁，呈张力状态，然后用丝线将两侧肛提肌与暴露的肌层间断缝合并收紧打结。然后将两侧切口游离的黏膜瓣修剪，并用可吸收线缝合关闭。该法适合较小的直肠前突。

• Khubchandani法：在直肠前壁齿线位置行长约2厘米的横切口，在切口两端各行长约7厘米的纵切口，保持下宽上窄，大致呈倒置的"V"形，沿横切口向上游离黏膜肌层瓣（必须含肌层）超过直肠阴道隔薄弱部分，用可吸收线分别间断横行、垂直缝合3~4针，加固直肠阴道隔，切除多余黏膜，将黏膜肌层瓣边缘与齿线缝合，最后间断缝合两侧纵行切口。该法对重度的低位直肠前突患者效果较好。

• 补片修补术：在直肠前壁正中齿线上方行纵切口，暴露薄弱的直肠阴道隔，沿黏膜下层向切口两侧潜行游离，游离范围超过薄弱区边缘，选取大小合适的补片，置入游离好的间隙内，展平补片，用可吸收线将补片与两侧肛提肌边缘及会阴中心腱缝合固定，最后将游离的黏膜瓣修剪覆盖并缝合。

（2）经肛门吻合器直肠切除术（STARR）。

目前国际上治疗直肠前突的常用术式，利用2把环形吻合器分别切除直肠前壁、后壁的黏膜层及黏膜下层，既可以缩小直肠前突的深度，又可以去除冗长的直肠后壁组织。因为吻合口可以将直肠黏膜下层与肌层黏合，还可以起到加固直肠壁的作用。本法尤适用于直肠前突合并其他直肠肛管疾病（如直肠黏膜脱垂、直肠内套叠），对于重度直肠前突患者疗效显著。但因为STARR因吻合器的钉仓容量小，导致切除组织较少，且术者无法在直视下进行操作，具有一定的技术局限，而且双吻合器的高额费用增加了患者负担，使其推广及普及受到一定限制。

（3）弧形切割吻合器术（Contour-Transtar术）。

Transtar是STARR术的改良术式，通过改良切割吻合器结构达到切除更多组织的目的，但是术后仍存在直肠出血、急便感风险。后来有学者提出TST联合STARR术，术中使用的吻合器增加了手术开窗，增加了手术视野又能切除更多的组织。

（4）经肛门腔镜切割缝合器直肠前突修补术（Bresler 术）。

患者麻醉成功后取改良折刀位，充分消毒，扩肛，食指探查确定薄弱范围，用 3 把组织钳钳夹松弛的直肠前壁黏膜层及黏膜下层（钳夹范围超过前突位置，一般为齿状线上 1.5～7 厘米），以腔镜切割缝合器沿直肠纵轴夹闭提起的前壁薄弱组织，激发闭合器离断组织，可吸收线缝合并修剪多余突起的黏膜组织，此术式纵向切除前壁松弛凹陷部分，使直肠黏膜得以紧缩，改善直肠顺应性，效果显著。

3. 经阴道修复术

经阴道手术主要包括闭式修补术和切开修补术，前者直接贯穿缝合阴道壁及其深部组织，而后者则需切开阴道后壁，将直肠阴道隔折叠、缝合至中线，或将直肠阴道隔特定缺损部位与宫颈周围环、阴道穹隆缝合，从而发挥加固作用。经阴道手术能较好地显露盆腔内的筋膜和肛提肌等组织，方便医生对解剖结构的修补，但术后出现性交痛和直肠阴道瘘的风险较大。为了更好地修复解剖结构，生物补片和人工补片被应用于经阴道入路的直肠前突修补术。

4. 经会阴修复术

传统的经会阴修补术需在阴道口背侧做一横向弧形切口，将阴道后壁与会阴体、直肠阴道隔分离至子宫颈水平，再缝合两侧的肛提肌筋膜使其向中线聚集，并修复、重建会阴体以加固直肠阴道隔薄弱区。这种手术方法由于不经过肛门及阴道入路，围术期感染等并发症的发生率明显减少。根据文献表明，经会阴修补术与局部内括约肌切开术联合治疗直肠前突可以获得非常好的治疗效果，但有引起患者暂时性大便失禁的风险。

5. 经腹腹腔镜下直肠悬吊固定术（LVR 术）

传统的直肠悬吊固定术需要广泛游离直肠后壁，可能是损伤神经所致，30%～50% 会出现便秘加重或出现新发便秘症状。LVR 技术作为一种自主神经保留手术，不但纠正了解剖学异常，而且保留了直肠周围分布的神经。有效缓解了肛门失禁症状，相比传统手术具有显著优势。已有多项临床研究证实 LVR 治疗直肠前突的有效性，但其远期诊疗效果仍需进一步探索。

6.EPH 微创手术

在直肠前突处行六角错位直肠黏膜套扎吻合术，以达到绞窄效果，从而引起黏膜坏死脱落，依靠该处黏膜下和肌层组织使创面快速愈合。同时对耻骨直肠肌切开挂线，消除或减低耻骨直肠肌肥大紧张痉挛造成对直肠前壁排便时力的冲击，从原因上解除发病原因，防止复发，达到手术的远期效果。事实证明，此术式效果满意，副作用小，值得推广。该类手术适用于中间位直肠前突，特点是快速、简单易行、出血少。

（四）盆底痉挛综合征和耻骨直肠肌综合征

盆底痉挛综合征（spastic pelvic floor syndrome，SPFS）是由于肛门外括约肌、耻骨直肠肌在排便过程中的反常收缩（即不协调性收缩），导致直肠排空障碍的一种排便障碍性疾病。耻骨直肠肌综合征（puborectal muscle syndrome，PRS）是由于耻骨直肠肌肥厚或纤维化，导致排便障碍。盆底痉挛综合征和耻骨直肠肌综合征究竟是统一疾病，还是不同的两个疾病仍有争议。一般认为，虽然二者的临床表现相似，但其病理生理机制不完全相同。主要区别在于：盆底痉挛综合征是由于排便时肛门外括约肌和耻骨直肠肌不能松弛，而呈反常收缩，从而引起排便困难，但肌细胞无病理改变，属于可逆性功能性疾病；而耻骨直肠肌综合征除耻骨直肠肌反常性收缩外，还合并有肌细胞变性、纤维化与肥大，存在器质性改变。两种疾病均是导致出口梗阻型便秘的病因之一，鉴于二者在临床上表现基本相同，治疗方案也有一定的相似性，所以临床上对盆底痉挛综合征与耻骨直肠肌综合征的区别并不是太重视。

目前，对于手术治疗本病仍存较多争议，且总体疗效缺乏高质量研究证实，临床需要慎重选择。仅当非手术治疗无效时才考虑手术治疗。手术治疗本病的疗效不确切且易复发，这可能是由于本病与盆底多块肌肉不协调运动有关，仅处理其中一块肌肉不能达到治疗目的。选择手术治疗本病的目的是恢复盆底肌肉的功能，而不是一味追求切除或离断正常的肌肉组织。手术方式主要包括：耻骨直肠肌部分切断术、闭孔内肌移植术。

1. 耻骨直肠肌部分切断术

虽然耻骨直肠肌部分切断术短期疗效确切，但术后仍有较高的大便失禁风险。在我国耻骨直肠肌部分切断术主要有以下几种：①经肛门或骶尾入路的耻骨直肠肌束切断术。②闭孔内肌筋膜耻骨直肠肌融合术。③挂线疗法。其中挂线疗法造成大便失禁的概率较小，因此临床使用较多。但手术往往近期效果满意，远期效果有待观察，有远期复发和症状加重的可能。

2. 闭孔内肌移植术

耻骨直肠肌切断术后，距肛缘 1.5 厘米处的坐骨直肠窝左右两侧各做一长约 5 厘米的切口。切开皮下组织及坐骨直肠窝的脂肪组织，术者左手示指插入直肠，在坐骨结节上 2 厘米处即可触摸到闭孔内肌下缘，在左手示指的引导下用尖刀切开闭孔内肌筋膜，用钝锐结合的方法游离闭孔内肌的后下部。将游离的闭孔内肌后下部、闭孔内肌筋膜缝合在肛管的相应侧壁，即耻骨直肠肌、外括约肌深层和浅层之间，每侧缝合 3 针。在缝合耻骨直肠肌及外括约肌时，勿穿透肠壁。

（五）盆底疝

盆底疝（pelvic floor hernia）是指腹腔脏器疝入异常加深的直肠子宫陷窝或膀胱陷窝内，或者疝入盆底异常间隙或正常扩大的间隙内。疝内容物多为小肠、乙状结肠或大网膜，另外偶见膀胱、输卵管等。盆底疝包括盆底腹膜疝、闭孔疝、坐骨疝、会阴疝等。便秘主要与盆底腹膜疝相关。

疝修补术是治疗盆底疝最常见的外科操作之一，手术的方法主要分为经腹、经会阴或两者结合途径。经腹手术包括切开 Douglas 陷窝、封闭直肠阴道间隙、固定阴道穹隆至子宫圆韧带。同时要处理其他盆底的异常，如合并直肠脱垂及直肠前突时，需要行直肠悬吊固定及直肠前突的修补术。如合并结肠冗长时，需要固定结肠或行结肠部分切除术。经会阴手术原则是分离和高位结扎疝囊，用子宫骶韧带、直肠阴道组织和肛提肌筋膜行疝修补术。包括经阴道肠疝修补术、经阴道子宫切除或阴道会阴成形术、经肛门 Altemeier 手术等。

（六）先天性巨结肠

先天性巨结肠又被称作为希尔施普龙病（Hirschsprung's disease，HSCR），是以消化道末端肠神经节细胞缺如为基本病理特征的消化系统先天性畸形，大多数患者在新生儿期和婴儿期发病，表现为胎粪排出延迟、腹胀、呕吐等症状，占儿童消化系统出生缺陷疾病谱的第二位，发病率约 1：5000，是小儿外科临床工作中的常见病与诊疗重点。对于新生儿期发病的患儿，多在出生后即出现胎便排出延迟、腹胀进行性加重，严重者可发生巨结肠相关性小肠结肠炎，甚至有肠穿孔的风险，这也是 HSCR 患儿新生儿期致死的主要原因。一旦诊断或高度怀疑先天性巨结肠，首选外科手术治疗。

1. 传统开放根治手术

（1）经腹部会阴联合巨结肠根治术。

巨结肠根治术经过一系列的改良、发展，手术方式主要有拖出型直肠乙状结肠切除术（Swenson 术）、结肠切除直肠后结肠拖出术（Duhamel 术）、直肠黏膜剥离结肠于直肠肌鞘内拖出切除术（Soave 术）、结肠切除盆腔内低直肠结肠吻合术（Rehbein 术）等。Swenson 手术需要在盆腔内较为广泛地分离直肠及其周围组织，损伤较大，可能导致周围神经损伤，术后并发症较多，包括盆腔腹腔感染、出血、吻合口瘘、切口感染、污粪等；Duhamel 手术损伤相对较小，进行盆底肛门分离时相对保守，减少对直肠周围相关组织、肌肉、神经造成损伤，保护了相应功能的反射区，经过改良后，手术效果进一步优化，术后并发症减少。Soave 手术较前两种术式操作更为简便，损伤相对较小，能有效保护直肠肛管周围的括约肌及相关神经，改良 Soave 根治术相比于改良 Duhamel 根治术治疗效果更优，对患儿肛门功能远期恢复效果显著，同时可显著降低患儿术后并发症发生率，促进康复。经腹手术腹部切口一般较大，损伤大、手术时间长、出血多，在一定程度上影响患儿术后恢复，增加患儿术后疼痛及精神负担。术后较大的陈旧性手术瘢痕会对患儿外形美观造成影响，故现在大多传统开放手术方式已被淘汰。

（2）单纯经肛门拖出巨结肠根治术。

1998 年，有学者提出了单纯经肛门拖出式先天性巨结肠根治术，引起业内广泛关注，是外科手术应用于先天性巨结肠治疗的重大突破，该术式在世界各地广泛开展。该术式手术时间及住院天数短，且术中出血量少。将肠管拖出腹腔外吻合，降低了腹腔感染率。盆腔组织没有进行过度分离，极大程度保护了盆腔结构和组织，保障了术后肛门功能的恢复，具有创伤小、安全性高等特点。经肛门巨结肠根治手术主要运用在短段型巨结肠及普通型巨结肠的患儿，这部分的巨结肠病变肠段位置较低，便于从肛门拖出，为避免肠管经肛拖出困难而造成手术难度增加，经肛术式对全结肠型巨结肠和肠管高度扩张的患儿应慎用。

2. 腹腔镜辅助下根治手术

随着微创外科的快速发展，腹腔镜辅助先天性巨结肠根治术在世界各国得到广泛推广和应用且取得满意效果。腹腔镜下 Soave 根治术在先天性巨结肠的治疗中，对于长段型、全结肠型的应用较为广泛，大多数外科医生对该类型患儿会优先选择该术式，主要优点为腹腔镜下操作视野清晰，操作更为安全精准，同时损伤小、出血较少、并发症少。腹腔镜辅助经肛门逐层梯度切除直肠肌鞘的改良 Soave 术运用于小婴儿先天性巨结肠具有手术时间缩短、切除肠管更短等优势，同时患儿术后可获得较好的排便功能。随着单孔腹腔镜的开展及广泛应用，单孔腹腔镜 Soave 术治疗先天性巨结肠取得满意疗效，手术创伤更小，术后胃肠功能恢复更快，并发症发生率更低。

二、便秘病的非手术治疗

（一）便秘病的药物治疗

1.缓泻剂

（1）容积性泻剂。

此类药物主要包括各种纤维素和欧车前类的各种制剂，如麦麸、玉米麸皮、魔芋粉、琼脂、甲基纤维素、车前子制剂、聚卡波非钙等，其不被肠壁吸收，通过吸收肠管内水分后膨胀，从而增加大便量，扩张肠道容积，刺激肠蠕动，引起排便反射，进而起到缓解便秘症状的一类药物。部分容积性泻剂还含有植物纤维，其可在结肠中被细菌分解，产生短链脂肪酸，营养结肠黏膜，促进肠道益生菌的生长，增加肠道蠕动来缓解便秘症状。容积性泻剂服用后几天内即可起效，无明显全身作用，可长期使用。欧车前制剂会引起产气增加导致腹胀，一部分患者可能发生超敏反应，如呼吸困难和荨麻疹等。

1）小麦纤维素。

小麦纤维素是从麦麸中提取的纯天然纤维素制剂，90% 以上是不可溶性纤维素。可用于各种类型的便秘、肛肠科各种疾病及围术期的辅助治疗、需要预防粪便干结的冠心病及其他疾病的患者等；也可用于绝大多数特殊时期的患者，如妊娠、哺乳期妇女等。

2）车前番泻颗粒。

车前番泻颗粒综合了卵叶车前草纤维的物理作用和番泻果实的化学作用，既避免了单独使用番泻果实的过强刺激和单独使用卵叶车前纤维效果不足问题，提高了药物的有效性和安全性，又促进了肠道蠕动、加快了粪便的运转速度，从而软化粪便，缓解便秘症状，主要适用于成人便秘及老年性便秘等。

3）聚卡波非钙。

聚卡波非钙是一种吸水性的高分子聚合物，在胃内酸性条件下，脱钙形成聚卡波非，在小肠或大肠中高度吸水而膨胀，增加粪便的质量，改善粪便的性状，从而促进排便。用药后 24 小时左右开始产生导泻作用，3~4 天效果最强，适用于不宜摄入钠的患者，如水肿、高血压、心功能衰竭的慢性便秘患者。由于本品有较强的吸水性，也能用于水性腹泻。但因聚卡波非钙需遇酸脱钙生成聚卡波非才能发挥药理作用，故无胃酸或低胃酸者应慎用；且该品游离的部分钙离子易被吸收入血，导致血钙升高，故易患高钙血症及需限钙患者（如心动过速等）应慎用或禁用。

（2）渗透性泻剂。

此类药物主要包括聚乙二醇、不被吸收的糖类（乳果糖、山梨醇）和盐类泻剂等，其具有高渗透性特征，口服后在肠腔内产生渗透梯度，让水和电解质沿梯度进入肠腔，通过与水分子结合以增加粪便的含水量和体积，促进肠道蠕动，引起排便，该类药不良反应较其他类型少，临床上适用范围也较广。

1）盐类渗透性泻剂。

盐类渗透性泻剂为不易被肠道吸收而又易溶于水的盐类离子，主要包括硫酸镁、氢氧化镁和氧化镁等。该类物质导泻作用迅速、强烈，可提高渗透压，增加肠内水分含量促进排便，常用于肠镜或手术前的肠道清洁。但因过量或反复使用该类泻剂可引起高镁血症、高钠血症及高磷血症，故患有消化道出血、消化性溃疡、肾功能不全等患者，以及老人、儿童患者应慎用。

2）聚乙二醇。

聚乙二醇是一种长链高分子聚合物，口服后可借分子中氢键的作用固定水分子，软化粪便，使粪便易于排出。因其不被肠道内细菌分解，不产生有机酸和气体，不影响肠道的酸碱值，也不改变肠道正常菌群，含钠量低，不影响电解质平衡，与乳果糖、山梨醇等相比，较少引起腹胀和腹痛，不良反应也相对较少，故该类药适应证较为广泛，可用于老年人、儿童、孕产期女性、心脑血管病、糖尿病、肾功能不全合并便秘者，也可用于痔疮术后、肛裂、肛周脓肿、长期卧床者以及产后排便规律的恢复。

3）乳果糖。

乳果糖是常用的渗透性缓泻剂，为人工合成的双糖，在胃和小肠内不被分解和吸收，到达结肠后，通过渗透作用使水和电解质保留在肠腔内，被肠道正常菌群分解为乳酸和醋酸，增加粪便的酸性和渗透压，使粪便容量增大，刺激肠道蠕动，产生导泻作用，并有利于氨和其他含氮物质排出，同时还有益生元作用促进肠道生理性细菌的生长。该类药适用于轻、中度便秘的治疗，包括老年人、儿童、婴儿和孕妇各个年龄组，安全性高。但该类药在体内分解时会产生气体，从而产生胃肠胀气等不良反应，糖尿病合并便秘患者常规使用该类药时，不会有太大影响，但需大剂量使用时，该类患者应慎用，同时，半乳糖血症、肠梗阻、急腹症等患者，以及对乳果糖及其成分过敏者禁用该药。

（3）刺激性泻药。

此类药物主要包括含蒽醌类泻剂（大黄、番泻叶、芦荟、蓖麻油等）、多酚化合物（酚酞）等，其主要通过刺激结肠黏膜中的感觉神经末梢，增强结肠动力，并刺激肠道分泌，从而促进排便，该类药多用于需迅速通便者，临床上常用于肠道检查前的清肠准备，但因其作用强而迅速，常引起腹痛等不良反应。目前多不主张长期使用刺激性泻剂，但可间断使用。

1）蒽醌类的植物性泻剂。

该类药主要包括大黄、番泻叶、芦荟、蓖麻油等，其长期使用会导致平滑肌萎缩和肠肌间神经丛损伤，反而加重便秘，还会刺激肠道黑色素的产生，从而导致结肠黑变病，加重排便困难的症状。虽然目前结肠黑变病和肠道肿瘤的关系尚不完全清楚，但仍应引起重视，避免长期使用该类泻剂。

①大黄制剂：其成分中含有大黄素、大黄酸、大黄酚等，泻下作用缓和，用药后1~2小时可排出软便。因大黄还含有鞣酸，小剂量（0.03~0.3克）使用时有收敛作用，可引起泻后继发性便秘。

②番泻叶：其成分中所含苷类被结肠中细菌水解，使其易于吸收，作用于结肠壁神经丛，促进肠蠕动。刺激过强时，可引起腹痛、盆腔脏器充血，故月经期和妊娠期禁用此药。

③芦荟：主要成分是芦荟素，可被分解生成阿拉伯胶糖和芦荟泻素，二者牢固结合，在肠道分解时必须有胆汁存在，因此有肝脏及胆囊病患者不宜应用。

④蓖麻油：其在小肠被脂肪酶水解，释放出有刺激性的蓖麻油酸，促进肠蠕动，该类药作用迅速且对全肠道均有作用，但因其常伴有腹痛，故一般仅用于清洁肠道。

2）双苯甲烷类泻剂。

该类药主要包括比沙可啶等，其为接触性缓泻剂，可口服或直肠给药，主要通过接触大肠黏膜或黏膜下神经丛时刺激神经末梢，兴奋副交感神经，引起肠道反射性蠕动增强，缓解便秘症状，也可作用于肠黏膜，减少水分和离子的吸收，增加直肠水分和离子的积聚，软化粪便，从而进一步提高通便的效果。该类药剂量小、疗效确切、毒性低，多年来被广泛使用，但大量或长期使用会产生腹痛等不良反应，临床上需控制用量。

（4）润滑性泻剂。

此类药物主要包括液体石蜡、甘油、多库酯钠及其他植物油等，其具有软化粪便、润滑肠壁、使粪便易于排出的作用。

1）液状石蜡。

该类药是一种矿物质油，其乳剂在临床广泛应用。能软化粪便，润滑肠壁，使粪便易于排出。主要应用于避免排便用力的患者，如年老体弱或伴有高血压、心功能不全等患者，因其长期使用会影响脂溶性维生素、钙、磷的吸收，故应餐间服用，同时还应注意及时补充维生素 A、维生素 D、维生素 K 和钙、磷。

2）甘油制剂。

如开塞露等，局部用药，无全身副作用，可直接刺激直肠产生便意，促进排便，适用于老人、儿童、孕前期女性及直肠粪便嵌塞等患者。

3）多库酯钠。

该类药是一类阴离子表面活性剂，其口服不吸收，在肠道内破坏粪便表面屏障，使水分进入粪块而软化，并增加其容积，刺激肠蠕动，使粪便易于排出。

2. 肠道促动力剂

肠道促动力剂常用药物为 5-羟色胺受体激动剂、胃肠平滑肌选择性钙离子通道阻滞剂、多离子通道调节剂。其主要作用于肠神经末梢，释放运动性神经递质、拮抗抑制性神经递质或直接作用于平滑肌，增加肠道动力，促进排便，进而起到慢性便秘治疗的效果。

（1）5- 羟色胺受体激动剂。

5- 羟色胺受体激动剂是目前治疗慢性便秘较为常用的药物，分为苯甲酰胺类、苯并咪唑类和吲哚烷基胺类。这些药物主要用于以排便次数少、粪便干硬为主要表现的慢传输型便秘患者和腹部手术后胃肠麻痹的患者，可促进肠道动力，改善便秘症状。

1）苯甲酰胺类。

该类药为非选择性 5- 羟色胺 4 受体激动剂，主要刺激肠肌间神经元，促进胃肠平滑肌蠕动。同时作用于胃肠器官壁内肌神经丛神经节后末梢，促进乙酰胆碱的释放和增强胆碱能作用，目前临床上常用的该类药为莫沙必利。

2）苯并咪唑类。

该类药的代表药物主要是普芦卡必利，其可以特异性地激动胃肠道上的 5- 羟色胺 4 受体，具有较强的促胃肠动力作用，但会产生头痛、头晕、腹泻、腹痛、恶心等不良反应，多数持续时间较为短暂。

（2）胃肠平滑肌选择性钙离子通道阻滞剂。

1）匹维溴铵。

匹维溴铵可与肠平滑肌细胞表面 L 通道的二氢吡啶位点结合，阻断钙离子内流，是一种具有强肌亲和性和弱神经亲和性的大分子化合物，适用于治疗肠易激综合征中腹泻型和便秘型患者，可缓解一定程度的腹痛。

2）奥替溴胺。

奥替溴胺是四价氨化合物，可选择性作用于远段肠管，调节肠平滑肌细胞外钙离子与细胞内钙池之间的流动，改善排便紊乱，具有类似钙离子通道拮抗剂的作用机制。该药亦有纠正内脏感觉异常、降低肠管敏感性、缓解腹痛、腹胀症状的作用。

（3）多离子通道调节剂。

此类药物主要包括曲美布汀等药物，该类药物可以调整肠运动节律，改善肠运动状态，改善肠易激综合征伴随的食欲缺乏、腹鸣、腹泻、便秘等消化系统症状。

3. 微生态制剂

此类药物主要包括益生菌、益生元、合生元等制剂。其主要是利用人体内正常生理性细菌，或对人体有促进作用的无毒微生物活性物质制备成的生物制品，来调节肠道微生态环境，改善肠道功能，缓解便秘症状。

（1）益生菌。

我国目前被批准作为治疗药物的益生菌菌种包括：双歧杆菌、乳酸杆菌、乳酸链球菌、肠球菌、粪链球菌、芽孢杆菌和酵母菌等，在制剂中有的为单一菌种，有的为几种菌联合使用，虽然较多研究报道了益生菌治疗便秘的有效性，但各研究采用的益生菌菌株和剂量不同，评价疗效的指标不同，究竟采用何种菌株和多大剂量才能达到治疗效果尚需进一步研究。

（2）益生元。

此类药物主要包括果糖低聚糖和半乳糖低聚糖，如乳果糖、蔗糖低聚糖、大豆低聚糖等，是一种宿主不能消化吸收的非消化性食物成分，可选择性地刺激肠道内有益菌种的生长繁殖，从而促进肠道蠕动，缓解排便困难。

（3）合生元。

此类药物是益生菌与益生元的合成制剂，可以作为食物成分或膳食补充剂，在胃肠道内形成协同作用来缓解排便障碍。

4. 促分泌剂

促分泌剂目前是国外相关领域的研究热点，虽目前在我国上市的产品较少，但可能是今后通便药的主要研究方向之一。此类药物主要包括选择性2型氯通道激活剂、鸟苷酸环化酶C受体激动剂等。

（1）选择性2型氯通道激活剂。

此类药物目前获国家药品监督管理局批准在国内上市的主要有鲁比前列酮类药物，其主要是通过选择性活化位于胃肠道上皮尖端管腔细胞膜上的2型氯离子通道（CIC-2），增加肠液的分泌和肠道的运动性，从而增加排便，减轻慢性特发性便秘的症状，且不改变血浆中钠和钾的浓度，但会产生恶心、腹泻、腹胀、头痛和腹痛等不良反应。

（2）鸟苷酸环化酶C受体激动剂。

此类药物主要包括利那洛肽等药物，其主要与肠上皮细胞的鸟苷酸环化酶C受体结合，促进肠腔液体分泌，增加肠道蠕动及调节肠道内脏感觉，在慢性便秘及便秘型肠易激综合征治疗上显示出较好的临床疗效，全身不良反应较小，但有时也会出现腹泻、腹痛和腹胀等不良反应。

5. 灌肠剂和栓剂

此类药物主要是通过肛内给药，润滑并刺激肠壁，软化粪便，使其易于排出，适用于粪便干结、粪便嵌塞患者，尤其是老年患者。灌肠剂如开塞露（主要成分为甘油和丙二醇）等，直肠栓剂如甘油栓等。

6. 选择性钠/氢交换体3抑制剂

Tenapanor是一种选择性钠/氢交换体3抑制剂，通过抑制肠细胞顶端的钠氢交换蛋白3，使小肠和结肠对钠的吸收减少，从而导致肠腔内水分分泌增加，使粪便更加柔软，加快肠道转运速度。Tenapanor于2019年9月被美国食品和药品管理局批准上市，用于治疗成人便秘型肠易激综合征。2023年7月，国家药品监督管理局药品审评中心官网显示，Tenapanor制剂申报上市获受理。

（二）便秘病的中医药治疗

1. 便秘病的中医辨证治疗

中医治疗便秘强调辨证论治，经过四诊合参，来对患者的具体证型加以确定，根据各自临床不同证候施以不同的方药，进行个体化治疗。根据古代医家和现代医家对便秘病病因病机的认识，结合大量文献得出，便秘病位在大肠，病性可概括为虚、实两个方面，中医可从虚实、脏腑辨证等方面进行治疗，常见分型如下：

（1）虚实辨证。

虚秘：

1）气虚证。

症状：粪质并不干硬，虽有便意，但临厕努挣乏力，便难排出，汗出气短，便后乏力，面白神疲，肢倦懒言，舌淡苔白，脉弱。

治法：补脾益肺，润肠通便。

代表方：黄芪汤。本方由黄芪、陈皮、火麻仁、白蜜组成。若乏力出汗者，可加白术、党参；若排便困难，腹部坠胀者，可合用补中益气汤；若气息低微，懒言少动者，可加用生脉散；若肢倦腰酸者，可用大补元煎；若脘腹痞满，舌苔白腻者，可加白扁豆、生薏苡仁；若脘胀纳少者，可加炒麦芽、砂仁。

2）血虚证。

症状：大便干结，面色无华，心悸气短，失眠多梦，健忘，口唇色淡，舌淡苔白，脉细。

治法：养血滋阴，润燥通便。

代表方：润肠丸。本方由当归、生地、麻仁、桃仁、枳壳组成。若面白，眩晕甚，加玄参、何首乌、枸杞子；若手足心热，午后潮热者，可加知母、胡黄连等；若阴血已复，便仍干燥，可用五仁丸。

3）阴虚证。

症状：大便干结，如羊屎状，形体消瘦，头晕耳鸣，两颧红赤，心烦少眠，潮热盗汗，腰膝酸软，舌红少苔，脉细数。

治法：滋阴增液，润肠通便。

代表方：增液汤。本方由玄参、生地、麦冬组成。若口干面红，心烦盗汗者，可加芍药、玉竹；便秘干结如羊屎状，加火麻仁、柏子仁、瓜蒌仁；若胃阴不足，口干口渴者，可用益胃汤；若肾阴不足，腰膝酸软者，可用六味地黄丸；若阴亏燥结，热盛伤津者，可用增液承气汤。

4）阳虚证。

症状：大便干或不干，排出困难，小便清长，面色㿠白，四肢不温，腹中冷痛，得热则减，腰膝冷痛，舌淡苔白，脉沉迟。

治法：补肾温阳，润肠通便。

代表方：济川煎。本方由肉苁蓉、当归、牛膝、枳壳、泽泻、升麻组成。若寒凝气滞、腹痛较甚，加肉桂、木香；若胃气不和、恶心呕吐，可加半夏、砂仁；若腰膝酸冷者，可加锁阳、核桃仁。

实秘：

1）气机郁滞证（气秘）。

症状：大便干结，或不甚干结，欲便不得出，或便而不畅，肠鸣矢气，腹中胀痛，胸胁满闷，嗳气频作，饮食减少，舌苔薄腻，脉弦。

治法：顺气导滞，降逆通便。

代表方：六磨汤。本方由沉香、木香、槟榔、乌药、枳实、大黄组成。若腹部胀痛甚，可加厚朴、柴胡、莱菔子；若便秘腹痛，舌红苔黄，气郁化火，可加黄芩、栀子、龙胆草；若气逆呕吐者，可加半夏、陈皮、代赭石；若七情郁结，忧郁寡言者，加白芍、柴胡、合欢皮；若跌仆损伤，腹部术后，便秘不通，属气滞血瘀者，可加红花、赤芍、桃仁等药。

2）阴寒积滞证（冷秘）。

症状：大便艰涩，腹痛拘急，胀满拒按，胁下偏痛，手足不温，呃逆呕吐，舌苔白腻，脉弦紧。

治法：温里散寒，通便止痛。

代表方：温脾汤。温脾汤由附子、人参、大黄、甘草、干姜组成；如腹痛如刺，舌质紫暗者，加桃仁、红花；腹部胀满者，加厚朴、枳实。

3）肠胃积热证（热秘）。

症状：大便干结，腹胀腹痛，面红身热，口干口臭，心烦不安，小便短赤，舌红苔黄燥，脉滑数。

治法：泄热导滞，润肠通便。

代表方：麻子仁丸。麻子仁丸由麻子仁、芍药、枳实、大黄、厚朴、杏仁组成。若津液已伤，可加生地、玄参、麦冬；若肺热气逆，咳喘便秘者，可加瓜蒌仁、苏子、黄芩；若兼郁怒伤肝，易怒目赤者，加服更衣丸；若燥热不甚，或药后大便不爽者，可用青麟丸；若兼痔疮、便血，可加槐花、地榆；若热势较盛，痞满燥实坚者，可用大承气汤。

（2）脏腑辨证。

1）肠胃积热证。

症状：大便干结，腹胀疼痛，心烦口渴，渴欲饮冷，小便短赤，舌红苔黄燥，脉滑实。

治法：泄热导滞，润肠通便。

代表方：麻子仁丸。药物：麻子仁、芍药、枳实、大黄、厚朴、杏仁。

2）肝郁气滞证。

症状：大便干结或不甚干结，欲便不得出，或便而不爽，肠鸣矢气，腹中胀痛，嗳气频繁作，纳食减少，胸胁痞满，舌苔薄腻，脉弦。

治法：顺气导滞，降逆通便。

代表方：六磨汤加减。药物：沉香、木香、槟榔、乌药、枳实、大黄。

3）脾虚气弱证。

症状：大便干或不干，虽有便意，临厕无力努挣，挣则汗出气短，面色苍白，神疲气怯，舌淡，苔薄白，脉弱。

治法：补脾益气，润肠通便。

代表方：黄芪汤加减。药物：黄芪、陈皮、火麻仁、白蜜。

4）脾肾阳虚证。

症状：便意减少，大便干结，排便费力，或虽有便意但临厕无力排出，肛门坠胀伴有排便不尽感，面色萎黄无华，时作眩晕，心悸，甚则少腹冷痛，小便清长，畏寒肢冷，舌质淡，苔白腻，脉沉迟。

治法：温补脾肾，润肠通便。

代表方：济川煎加减。药物：当归、牛膝、肉苁蓉、泽泻、升麻、枳壳。

5）津枯肠燥证。

症状：大便干结，状如羊屎，口干少津，神疲纳差，心烦不寐，手足心热，潮热盗汗，舌红苔少，脉细小数。

治法：滋阴增液，润肠通便。

代表方：增液汤加减。药物：玄参、生地、麦冬。

2. 便秘病的常用中成药

（1）麻仁丸：润肠通便。用于肠热津亏所致的便秘。

（2）麻仁软胶囊：润肠通便。用于肠燥便秘。

（3）麻仁润肠丸：润肠通便。用于大肠积热引起的津液不足，肠失濡润之便秘。

（4）通便宁片：宽中理气、泻下通便。用于实热便秘。

（5）枳实导滞丸：消积导滞，清利湿热。用于饮食积滞，湿热内阻所致的脘腹胀痛，不思饮食，大便秘结。

（6）三黄片：清热泻火，润肠通便。用于三焦热盛之便秘，并有口舌生疮、咽痛等。

（7）四磨汤口服液：顺气降逆，消积止痛。用于小儿乳食积滞、腹胀、腹痛之便秘，以及中老年气滞食积证之脘腹胀满、便秘。

（8）厚朴排气合剂：行气消胀，宽中除满。用于腹部非胃肠吻合术后早期肠麻痹等。

（9）苁蓉润肠口服液：益气养阴，健脾滋肾，润肠通便。用于气阴两虚，脾肾不足，肠失濡润之虚证便秘。

（10）滋阴润肠口服液：养阴清热，润肠通便。用于阴虚内热所致的便秘、口干咽燥等。

（11）苁蓉通便口服液：润肠通便。用于老年便秘，产后便秘。

（12）便通胶囊：健脾益肾，润肠通便。用于脾肾不足，肠腑气滞所致的便秘。

（13）复方芦荟胶囊：泄热通便，清肝宁心。用于热结肠道引起津液不足，肠失濡润之便秘。

（14）地榆槐角丸：泄热通便，凉血止血。用于大肠热盛引起的便秘或便血。

（15）当归龙荟丸：泻火通便。用于肝胆火旺所致大便秘结，伴心烦不宁、头晕目眩，胁肋疼痛等。

（16）补中益气丸：补中益气，升阳举陷。用于肺脾气虚引起的便秘。

（17）桑葚膏：润燥通便，养血补肝肾。用于血虚、肝肾阴虚及老年肠枯之便秘。

（18）附子理中丸：温中健脾。用于脾肾阳虚之虚症便秘。

3. 便秘病的针刺治疗

该类疗法是在中医经络腧穴理论指导下辨证取穴，通过穴位的刺激以激发机体的生理调节机制，不仅能达到治疗疾病的目的，还能起到保健作用，预防疾病。临床表明针灸能改善功能性便秘患者的便秘症状，有较好的疗效。

（1）便秘病针刺选穴方法。

总体上以 3 点为主：

1）局部取穴：直接刺激病变部位；通过针感传导间接刺激病变部位。

2）远端配穴：整体调整。

3）通督调神：改善患者的精神心理状态。

（2）便秘病针刺穴位选择

针刺的穴位以足阳明胃经、足太阳膀胱经为主：

1）主穴：选用天枢、上巨虚、足三里、大肠俞等穴。

2）配穴：主要根据热秘、气秘、虚秘、冷秘 4 个证型，以八纲辨证取穴。

热秘：以手阳明大肠经穴为主，可加刺合谷、曲池、内庭等穴。

气秘：以足厥阴肝经、足少阳胆经穴为主，可加刺中脘、太冲、行间、阳陵泉等穴。

虚秘：以足太阴膀胱经、足太阴脾经穴为主，可加刺足太阴膀胱经的背俞穴，及三阴交、太白、大横、气海等穴。

寒秘：以足少阴肾经穴为主，可加刺大钟、太溪、照海、神阙、关元等穴。

（3）便秘病针刺操作。

在选取适当的穴位后，采用毫针刺，以"补虚泻实"为针刺治疗的总原则。《灵枢·九针十二原》云："虚实之要，九针最妙。补泻之时，以针为之。"实秘以泻法为主，强刺激，虚秘、寒秘则针刺手法以补法为主，轻刺激，以局部得气为宜。

（4）便秘病针刺注意事项。

1）施术部位注意：避开重要脏器；避开重要器官组织；避开某些特殊部位，如大血管附近腧穴。

2）患者状态注意：应根据患者的体质状态，确定治疗量；治疗前还应注意患者的身体状态，对于大醉、大怒、饥饿、疲劳、精神过度紧张的患者，不宜立即进行治疗。妇女经期及孕妇应慎用或禁用此治疗方法。

4. 便秘病的耳穴压豆治疗

耳穴压豆是耳针疗法中的一种，其操作简单，携带方便，痛苦极少，能长时间刺激耳穴，是较为常用的一种刺激疗法。可用于单独治疗疾病，也是其他治疗方法的一个重要辅助治疗。其中所埋的豆以王不留行籽最为常用。

（1）便秘病耳穴压豆选穴方法及穴位选择。

1）按脏腑辨证取穴：根据脏腑理论，按便秘相关脏腑的生理功能和病理反射辨证取穴，如大肠、脾、胃、肺等。

2）按相应部位取穴：选大肠、小肠、直肠等。

3）按现代医学理论选穴：如选择皮质下、内分泌、交感等。

（2）便秘病耳穴压豆操作。

合理选取治疗便秘的穴位后，可适当刺激，1 次 / 天，两耳交替进行，每天按压 10 次，每次 3 分钟。耳穴相对体穴而言，数量相对较少，特别是部分耳穴的命名直接以脏腑命名，相对体穴更有特异性。临床上不同医者对于疾病的理解不同，选穴也差异较大。可根据个人病情及体质有所调整治疗方案。

（3）便秘病耳穴压豆注意事项。

1）耳穴压豆应注意力度，防止皮肤破损。

2）如果有按压部位皮肤出现红肿等不良反应，应立即停止操作并查明原因，采取相应措施进行处理。对普通胶布过敏者宜改用脱敏胶布。

3）耳穴压豆宜3~5天，湿热天气，耳穴压豆留置时间不宜过长。

5. 便秘的灸法治疗

艾灸疗法是针灸学的重要组成部分，作为中医传统疗法之一，具有温经散寒、疏通经络、活血逐痹、补虚助阳以及防病保健的功效，可以治疗各种疾病，所以有"灸治百病"之说。《灵枢·官能》说："针所不为，灸之所宜。"《医学入门》也有"凡病药之不及，针之不到，必须灸之。"的记载。艾灸治疗便秘通过调节肠道气血运转，生津润燥缓解便秘症状，有效减轻患者的痛苦。

（1）便秘病灸法选穴方法：可参考针刺选穴方法。

（2）便秘病灸法穴位选择。

实性便秘：可选择天枢、大肠俞、支沟等穴。

虚性便秘：可选择天枢、大肠俞、气海、足三里等穴。

配伍意义：天枢穴大肠之募穴，能疏通大肠腑气，使津生而便通；大肠俞内应大肠，为大肠之背俞穴，主津司传导；气海培元固本、补气疏理腹中气机；足三里调理肠胃、宽肠运便；支沟可清大肠实热而通便。天枢、大肠俞为俞募配合，疗效增强，不论虚实皆可使用。

（3）便秘病灸法操作。

1）基本操作：手持艾条，将艾条点燃一端，将点燃艾条放入艾条盒，对准施灸穴位固定，使患者感到温热感而无灼痛，至局部皮肤红晕为度，一般每穴灸15~20分钟。不宜时间过久。

2）施灸的先后顺序：应先灸阳经，后灸阴经；先灸上部，再灸下部；就壮数而言，先灸少而后灸多；就大小而言，先灸艾炷小者而后灸大者。上述施灸的顺序是指一般的规律，不能完全拘泥不变。此外，施灸应注意在通风环境中进行。

3）艾灸的补泻：始载于《黄帝内经》。《灵枢·背腧》说："气盛则泻之，虚则补之。以火补者，毋吹其火，须自灭也。以火泻者，疾吹其火，传其艾，须其火灭也。"灸法的补泻亦需根据辨证施治的原则，虚证用补法，实证用泻法。艾灸补法，无须以口吹艾火，让其自然缓缓燃尽为止，以补其虚；艾灸泻法，应当快速吹艾火至燃尽，使艾火的热力迅速透达穴位深层，以泻邪气。

4）疗程：一般7天为1个疗程，治疗2个疗程左右。

（4）便秘病灸法注意事项。

1）一般空腹、过饱、极度疲劳和对灸法恐惧者，应慎施灸。

2）孕妇的腹部和腰骶部不宜施灸。

3）施灸过程要防止燃烧的艾绒脱落烧伤皮肤和衣物。

4）灸后的处理：施灸过量，时间过长，局部会出现水疱，只要不擦破，可任其自然吸收，如水疱较大，可用消毒毫针刺破，放出水液，再涂以烫伤油或消炎药膏等。

6. 便秘病的穴位贴敷治疗

穴位贴敷是将药物研磨成粉，以适当介质调和成膏状或药饼等，贴敷于皮肤特定部位和特定穴位的疗法。一方面，药物可以被直接吸收而发挥作用；另一方面，还可以对穴位经络产生刺激作用，不仅可以治疗疾病，还能起到保健作用，预防疾病的发生，具有作用迅速、使用安全的特点。

（1）便秘病穴位贴敷选穴方法。

以辨证选穴为主，用穴力求少而精。也可选择病变局部或阿是穴、经验穴贴敷药物。

（2）便秘病穴位贴敷穴位选择。

穴位贴敷治疗便秘取穴常选取近且单一腧穴，如神阙穴，虚证及实证便秘皆可选用；可选用近取穴配伍以加强局部作用，如神阙穴配伍天枢穴；也可选取远近配穴，以肢体远端腧穴配伍腹部腧穴，如足三里配神阙穴，此外也可根据证候不同选用其他腧穴及相应的背部俞穴。

（3）便秘穴位贴敷的药物及剂型选择。

1）药物选择：最常用药物为大黄、冰片、枳实、厚朴、芒硝等，可根据虚实寒热以加减调整。

穴位贴敷治疗实证便秘所选取药物基本属于性寒、味苦。以苦寒之性为主，正符合苦味药"能泻下（存阴）"，寒性药能解便秘之实热。虚证便秘所选取药物基本以补益气血阴阳为主，以达到塞因塞用，以补开塞的作用。

实证便秘：中药组方可包含大黄、冰片、芒硝、甘遂等。

虚证便秘：中药处方可包含大黄、肉桂、丁香、木香、黄芪、当归等。

2）选取适当的溶剂介质：便秘病的穴位贴敷常用溶剂介质，如可以用温水、蜂蜜、醋等。

3）剂型选择：便秘病的穴位贴敷常用剂型有膏剂、糊剂、饼剂等。

（4）便秘穴位贴敷的操作。

1）贴敷方法：贴敷药物之前，先对腧穴局部皮肤进行常规消毒。

①贴法：将已制备好的药物直接贴压于穴位上，然后外敷医用胶布固定；或先将药物置于医用胶布黏面正中，再对准穴位粘贴。

②敷法：将已制备好的药物直接涂搽于穴位上，外覆医用防渗水敷料，再以医用胶布固定。

③填法：将药膏或药粉填于脐中，外覆纱布，再以医用胶布固定。

④熨贴法：将熨贴剂加热，趁热外敷于穴位。或先将熨贴剂贴敷于穴位上，再以艾火或其他热源温熨药物。

贴敷穴位皮肤出现色素沉着、潮红、微痒、烧灼感、疼痛、轻微红肿、轻度水疱，皆属于正常反应。

2）换药：一般情况下，每隔1~2天换药1次；不需溶剂调和的药物，还可适当延长到3~5天换药1次。换药重新贴敷时，可用无菌干棉球或棉签蘸温水、植物油或石蜡油清洁皮肤上的药物，擦干后即可再贴敷。若贴敷部位已起水疱或破溃者，应待皮肤愈后再贴敷。小的水疱一般不必特殊处理，让其自然吸收。大的水疱应以无菌针具挑破其底部，排尽液体，做消毒处理后，外用无菌纱布包扎，以防感染。

3）疗程：治疗便秘的穴位贴敷疗程一般为 7 天，而贴敷的时机、时长、疗程的不同会在不同程度上影响到药效的发挥、皮肤的破损等，可因人而异进行适当调整。

（5）便秘病穴位贴敷注意事项。

除遵循针灸施术注意事项外，运用穴位贴敷法还应注意：

1）若用膏剂贴敷，膏剂温度不应超过 45℃，以免烫伤。

2）贴敷药物后注意局部防水和观察贴敷皮肤反应。若出现范围较大、程度较重的皮肤红斑、水疱、瘙痒现象，应立即停药，进行对症处理。出现全身性皮肤过敏症状者，应及时到医院就诊。

3）残留在皮肤上的药膏，不宜用刺激性物质擦洗。

4）对胶布过敏者可改用无纺布制品固定贴敷药物。

7. 便秘病的穴位埋线疗法

穴位埋线法是指将可吸收性外科缝线置入穴位内，利用线对穴位产生的持续刺激作用防治疾病的方法。具有操作简便、作用持久、适应证广等特点，可广泛应用于临床各科病症。

（1）便秘病穴位埋线的选穴与疗程。

一般根据针灸治疗的处方原则辨证选穴，取穴宜少而精，每次埋线 1~3 穴为宜，多取背、腰及腹等肌肉比较丰厚部位的穴位。在同一穴位做多次治疗时应偏离前次治疗部位。

主穴：天枢、大肠俞、肾俞。配穴：若偏于实者，可加支沟和上巨虚；若偏于虚者，可加脾俞和气海。以上穴位均取双侧。

每 2~4 周埋线 1 次，3~5 次为 1 个疗程。可根据患者个人情况有所调整。

（2）便秘病穴位埋线操作。

1）套管针埋线法。

局部皮肤消毒后，取一段适当长度已消毒的可吸收性外科缝线，放入套管针的前端，后接针芯，用一手拇指和食指固定穴位，另一手持针刺入穴位，达到所需的深度，施以适当的提插捻转手法，当出现针感后，边推针芯边退针管，将线埋置在穴位的肌层或皮下组织内。拔针后用无菌干棉球按压针孔片刻。

2）埋线针埋线法。

局部皮肤消毒后，以利多卡因做局部浸润麻醉，一手镊取 1 厘米左右已消毒的可吸收性外科缝线，将线中央置于麻醉点上；另一手持埋线针，缺口向下压线，以 15°~45° 角刺入皮下，将线推入。也可将线套在埋线针尖后的缺口上，两端用止血钳夹住，一手持针，另一手持钳，切口向下，以 15°~45° 角将针刺入皮下。缝线完全被置入皮下后，再适当进针 0.5 厘米，然后退针，用无菌干棉球按压针孔片刻，再用无菌敷料包扎，保护创口 3~5 天。

3）医用缝合针埋线法。

在穴位两侧 1~2 厘米处，用碘伏做进针点标记。皮肤消毒并做局部麻醉后，用持针器夹住带有可吸收性外科缝线的皮肤缝合针，从一侧局麻点刺入，穿过穴位皮下组织或肌层，从对侧局麻点穿出，捏起两针孔之间的皮肤并紧贴皮肤剪断两端线头，放松皮肤，轻揉局部，使线头完全进入皮下。用无菌干棉球按压针孔片刻，再用无菌敷料包扎，保护创口 3~5 天。

（3）便秘病穴位埋线术后反应及处理。

1）正常反应：无菌性炎症反应，一般无须处理。少数反应较重的病例，埋线处有少量渗出液，亦属正常，可不做处理。若渗液较多，可用 75% 乙醇棉球擦拭，覆盖无菌纱布。少数患者可于埋线后 4~24 小时内体温轻度上升（38℃左右），但无感染征象，一般无须处理，持续 2~4 天后可恢复正常。

2）异常反应：治疗时无菌操作不严，或治疗后伤口保护不好，易致感染。一般在治疗后 3~4 天出现埋线局部红肿、疼痛加剧，并可伴有发热，应予局部热敷或抗感染处理。个别患者对外科缝线过敏，出现局部红肿、瘙痒、发热，甚至出现脂肪液化、外科缝线溢出等反应，应予抗过敏处理。埋线过程中若损伤神经，可出现神经所支配的肌肉群瘫痪或感觉异常，应及时抽出外科缝线，并予适当处理。

（4）穴位埋线的注意事项。

除遵循针灸施术注意事项外，运用穴位埋线法还应注意：

1）操作过程中应保持无菌操作，埋线后创面应保持干燥、清洁，防止感染。

2）埋线宜埋在皮下组织与肌肉之间，不能埋在脂肪层或过浅，肌肉丰满的部位可埋入肌层，以防不易吸收、溢出或感染，避免伤及内脏、大血管和神经干，不应埋入关节腔内。埋线后线头不可暴露在皮肤外面。

3）肺结核活动期、骨结核、严重心脏病或妊娠期等均不宜使用本法。

4）不同材质的外科缝线选用不同的消毒灭菌方法；尽量用一次外科缝线；用剩余的外科缝线必须废弃，不得重复使用。

5）埋线后应定期随访，注意术后反应，有异常现象应及时处理。

8. 便秘病的穴位注射疗法

穴位注射法，又称"水针"，是以中西医理论为指导，依据穴位作用和药物性能，在穴位内注入药物以防治疾病的方法。该方法将针刺和药物的双重刺激作用有机结合起来，具有操作简便、用药量小、适应证广、作用迅速等特点。

（1）便秘病穴位注射的选穴。

便秘病穴位注射一般根据针灸治疗的选穴原则辨证选穴，以足三里、上巨虚、合谷、天枢、支沟为主穴。热秘加太冲、曲池；气秘加行间、阳陵泉；虚秘加关元、脾胃俞；阴虚甚者加照海。选穴以精为要，一般每次选 2~4 穴。

（2）便秘病穴位注射常用药物及剂量。

便秘病常用穴位注射的中药注射剂也是根据证型来选用，实秘用复方丹参注射液；虚秘偏气虚者用黄芪注射液；虚秘偏阳虚者用参附注射液；虚秘偏阴虚者用参麦注射液等。中药注射液的穴位注射常规剂量为 0.5～2 毫升。依穴位部位来分，耳穴每穴注射 0.1 毫升，头面部每穴 0.3～0.5 毫升，四肢部每穴 1～2 毫升，胸背部每穴 0.5～1 毫升，腰臀部每穴 2～5 毫升。

（3）便秘病穴位注射操作。

患者取舒适体位。根据穴位所在部位及病变组织确定针刺深度，一般轻压即痛、病变在浅表的注射宜浅；用力按压出现疼痛、病变在深层的注射宜深。通常使用中等速度推入药物；慢性病、体弱者用轻刺激，将药物缓慢推入；急性病、体壮者用强刺激，将药物快速推入。如果注射药量较多，可由深至浅，边退针边推药，或将注射器变换不同的方向进行注射。

用药剂量选择 5 毫升注射器及相应针头。局部皮肤常规消毒，快速将注射针头刺入腧穴或阳性反应点，然后慢慢推进或上下提插，针下得气后回抽，若无回血，即可将药液注入。

治疗周期，急症患者每天 1～2 次，慢性病一般每天或隔天 1 次，6～10 次为 1 个疗程。同一穴位两次注射宜间隔 1～3 天。每个疗程间可休息 3～5 天。

（4）便秘病穴位注射注意事项。

除遵循针灸施术的注意事项外，运用穴位注射法还应注意：

1）治疗前应对患者说明治疗的特点和可能出现的反应。如注射后局部可能有酸胀感，4～8 小时内局部有轻度不适，有时持续时间较长，但一般不超过 2 天。

2）注意药物的性能、药理作用、剂量、配伍禁忌、副作用及过敏反应，并检查药物的有效期、药液有无沉淀变质等情况。如能引起过敏反应的药物，均应在药敏试验结束并合格的前提下方可使用。副作用较强的药物，亦当慎用。

3）初次治疗及小儿、老人、体弱、敏感者，药物剂量应酌减。体质过分虚弱或有晕针史的患者不宜采用本法。

4）严格消毒，防止感染，如注射后局部红肿、发热等，应及时处理。

5）禁止将药物注射入血管内，一般也不宜注射入关节腔或脊髓腔，以免产生不良后果。此外，应注意避开神经干，以免损伤神经。

6）回抽针芯见血或积液时应立即出针，用无菌棉签或干棉球按压针孔 0.5～2 分钟，更换注射器和药液后重新注射。

7）耳穴注射宜选用易于吸收、无刺激性的药物。注射深度以达皮下为宜，不可过深，以免注入软骨膜内。

9. 便秘病的推拿治疗

推拿是中医学的重要组成部分，其与针灸学的共同理论基础皆源于经络腧穴理论，二者起效主要通过刺激体表相应经络、穴位以达到疏通经络、调整阴阳、扶正祛邪的目的。《素问·调经论》指出："五脏之道，皆出于经隧。"基于对便秘的辨证诊断，通过手法对"体表腧穴—经络—脏腑"的刺激，对脏腑产生相应治疗作用，从而改善便秘情况。

（1）便秘病推拿治疗部位、穴位。

部位以腹部及背腰部为主；穴位主要以中脘、天枢、大横、关元、肝俞、脾俞、胃俞、肾俞、大肠俞、八髎（上髎、次髎、中髎、下髎）、长强等穴位为主。

（2）便秘病推拿治疗的手法。

主要以一指禅推、㨰、摩、按、揉等手法为主。

（3）便秘病推拿治疗操作。

以"和肠通便"为总法。胃肠燥热者宜清热降浊，气机郁滞者宜疏肝理气，气血亏损者宜健脾胃、和气血，阳虚阴寒凝结者宜壮阳散寒。

1）患者仰卧位。医师以一指禅推法作用于中脘、天枢、大横等穴，每穴 2～3 分钟。

2）顺时针方向摩腹 8 分钟。

3）患者俯卧位。医师以一指禅推法作用于肝俞、脾俞、胃俞、肾俞、大肠俞、八髎等穴，每穴 1～2 分钟。

4）㨰法沿脊柱两侧从肝俞、脾俞到八髎穴往返治疗，约 5 分钟。

5）按揉肾俞、大肠俞、八髎、长强穴，每穴 1 分钟。

（4）便秘病推拿治疗的注意事项。

当患者有以下情况时禁止进行推拿治疗：

1）各种传染性疾病。

2）结核性和感染性疾病。

3）所操作的部位皮肤有烧伤、烫伤或有皮肤破损的皮肤病。

4）各种恶性肿瘤，特别是与施术面重合或交叉部位的肿瘤。

5）胃、十二指肠等急性穿孔。

6）骨折及较严重的骨质疏松症患者。

7）月经期、怀孕期的腹部、腰骶部操作。

8）有严重心、脑、肺病患者；有出血倾向的血液病患者。

9）患有某种精神类疾病，不能与医师合作的患者。

10）大醉或过饱、过饥、过度劳累的患者。

此外，诊断尚不明确者、急性软组织损伤且局部肿胀严重者（如急性脊柱损伤伴有脊髓炎症状、急性踝关节扭伤等），以及骨关节结核、骨髓炎、老年性骨质疏松症等骨病患者亦不适合运用推拿手法，临床应多加鉴别诊断以明确。

附：小儿便秘的推拿治疗（节选自房敏、宋柏林主编的全国中医药行业高等教育"十三五"规划教材《推拿学》）

小儿推拿是传统中医学的特色疗法之一，其作为古代中国传承下来的一种特色医学，其历史源远流长，临床疗效也较为盈著。小儿便秘在儿科临床较为常见，小儿推拿手法临床常用，其疗效显著、无毒副作用、操作简便等受到广大家长及患儿的喜爱。

小儿推拿手法常包括两大类，一类是基本手法，一类是复式操作法。基本手法包括按、摩、掐、揉、推、运、搓、摇、捏、拿、擦、捣、捻、刮法等；复式操作法包括黄蜂入洞、运水入土、运土入水、水底捞月、打马过天河、开璇玑、按弦走搓摩、揉脐及龟尾并擦七节骨等。

小儿便秘主要分实秘和虚秘。

（1）实秘：大便干结，面赤身热，口臭唇红，小便短赤，胸胁痞满，纳食减少，腹部胀痛，苔黄燥，指纹色紫。

治则：顺气行滞，清热通便。

处方：清大肠、退六腑、运内八卦、按揉膊阳池、按揉足三里、推下七节骨、揉天枢、摩腹、搓摩胁肋。

方义：清大肠，揉天枢以荡涤肠腑邪热积滞；摩腹、按揉足三里　以健脾和胃，行滞消食；搓摩胁肋、运内八卦以疏肝理气，顺气行滞；推下七节骨、按揉膊阳池配退六腑以通便清热。

（2）虚秘：面色㿠白无华，形瘦无力，神疲乏力，大便努挣难下，舌淡苔薄，指纹色淡。

治则：益气养血，滋阴润燥。

处方：补脾经、清大肠、运水入土、推三关、揉上马、按揉膊阳池、按揉足三里、捏脊、按揉脾俞、按揉肾俞。

方义：补脾经、推三关、捏脊、按揉足三里，以补养气血，健脾调中，强壮身体；清大肠、按揉膊阳池配揉上马、按揉肾俞，以滋阴润燥，理肠通便。

10. 便秘病的中药保留灌肠治疗

汉代张仲景在《伤寒论》中首创灌肠法治疗便秘，"阳明病，自汗出，若发汗，小便自利者，此为津液内竭，虽鞕不可攻之，当须自欲大便，宜蜜煎导而通之，若土瓜根及大猪胆汁，皆可为导。"唐代王焘《外台秘要》中也记载用药丸灌肠的方法，"大便不通方，用猪胆汁和少蜜，于挡中熬令熟，丸如枣大，内下部中，即瘥"。虞抟《医学正传》首次记载了便秘的简易灌肠术："……令侍裸口含香油，以小竹筒一个套入肛门，以油吹入肛内。"

（1）便秘病中药保留灌肠治疗的优点。

简单易行，药源易得，作用迅速，直达病所；减少了药物对肝脏的影响；提高了药物的生物利用度；减少了口服时消化酶对药物的破坏；避免了大剂攻下、清热活血之剂损伤胃气之弊。

（2）便秘病中药保留灌肠治疗的操作。

患者先左侧卧位，暴露并抬高臀部，将擦过肥皂水的导尿管插入肛门内 10～12 厘米，然后用注射器将已经准备好的温度约 38℃ 的药液缓慢注入肠内，10 分钟后改为平卧位，再过 10 分钟改为右侧卧位，再过 10 分钟将药液排出体外。中药保留灌肠时间为 30 分钟左右，可根据患者情况适当调整。

（3）便秘病中药保留灌肠注意事项。

1）润滑：在进行中药保留灌肠时，应使用液体石蜡对肛门以及肛周进行润滑，防止肛门部位过于干燥对直肠造成损伤。

2）药物温度：中药保留灌肠时应注意药物的温度，以免烫伤直肠或引起腹泻的情况发生。

3）注意肛周疾病：如果患者存在肛周脓肿、肛门脱垂等严重的肛周疾病，不得使用中药保留灌肠的方式进行治疗，以免影响到自身疾病的恢复。

除此之外，还应注意患者是否属于特殊人群，对于孕妇、儿童等特殊人群，慎用或禁用中药保留灌肠治疗。

（三）便秘病精神心理治疗

便秘患者通常伴随焦虑、抑郁、烦躁等精神心理异常，但目前精神心理障碍与便秘之间的关系尚未完全清楚，有些专家指出，可能存在以下两种不同的情况：①患者先出现精神心理障碍，继而导致便秘，称为"原发性"精神心理异常、"继发性"便秘。②患者先出现便秘，继而导致精神心理障碍，称为"原发性"便秘、"继发性"精神心理异常。两种因素相互影响，形成恶性循环。

在选择合适的精神心理治疗方式前，应先理清具体影响患者的精神心理因素并对患者精神心理状况进行评估，做到治疗得当，避免失治、误治。临床上一般通过便秘患者生活质量评估量表（PAC-QOL）、Zung 焦虑自评量表（SAS）和抑郁自评量表（SDS）、症状自评量表（Symptom Checklist，SCL-90）测试、汉密尔顿抑郁量表（HAMD）和汉密尔顿焦虑量表（HAMA）等方法来测评患者是否存在精神心理异常。

对于存在精神心理异常的患者，心理治疗可针对患者具体心理状况做到个体化治疗，具有针对性强，依从性好，易于操作等优点，因此临床应用广泛。主要包括支持治疗和认知行为治疗，具体介绍如下：

1. 支持治疗

支持治疗又称一般心理治疗，是以指导、劝解、安慰、鼓励、支持、保证为主要内容，支持患者应对感情困难和心理问题。临床工作中，医护人员需与患者建立良好的医患关系，通过语言和非语言的交流方式来改变患者的感受、认识、情感及行为等，从而达到减轻或消除使患者痛苦的各种情绪、行为及躯体症状的目的。治疗儿童便秘时，对家长的心理干预不可忽视，因为家庭环境是影响儿童心理健康的主要因素之一，所以针对父母的支持治疗可帮助其改善教育方式，加强沟通，重视儿童排便习惯建立。

2. 认知行为治疗（CBT）

认知行为治疗（CBT）指通过让患者认识和找出不良想法、感觉和行为，充分了解应激、情绪、症状三者之间的关系，来逐渐改善自身异常的心理和行为，使之向更合适、更理性的方向发展。治疗包括指导患者多饮水、进食富含纤维的食物、多运动、养成定时排便习惯等多种方法。

需要注意的是，实施心理治疗时应因人而异，根据每个患者的情况制订相应治疗计划并根据反馈情况及时调整。

（四）生物反馈疗法

生物反馈疗法（bioedback therapy）又称生物回授疗法，或称自主神经学习法，是在行为疗法的基础上发展起来的一种新型心理治疗技术和方法。它是利用现代生理科学仪器，将一些不能或不易被人体感知的生理和病理活动转化为声音、图像等可被感知的形式（如卡通图像等）反馈给患者，有效纠正其盆底肌矛盾性收缩，帮助他们掌握正确排便的生理过程，形成自我控制的能力，促进肛门的松弛以及推进直肠的蠕动，从而让患者形成正确的排便行为，恢复身心健康，最终达到治疗便秘的目的。

该疗法具有操作简便、无不良反应、安全性、无依赖性、操作非侵入性、易耐受、可门诊治疗等优点，特别是对于排便不协调的人群来说，是一种非常有效的治疗措施。但是生物反馈疗法不适用于孕妇和患有严重认知障碍、恶性肿瘤、癫痫等疾病以及体内有植入式电子装置（如心脏起搏器）的患者。

按生物信息显示仪器分为肌电生物反馈、压力生物反馈、球囊生物反馈及其他生物反馈。

1. 肌电生物反馈

肌电生物反馈是目前最常用的生物反馈方式，有医院用大型治疗系统和便携式家用小型治疗系统等。具体操作方法：首先向患者解释治疗的过程及目的，治疗时患者取左侧卧位，将"患者地线"贴于患者右侧大腿的外上1/3，把直肠电极表面涂润滑油后缓慢插入肛门，连接生物反馈主机及计算机，计算机屏幕上可显示出正确肌电活动轨迹范围以及患者自身肌电活动轨迹，让患者学会观察屏幕，同时在治疗师的指导下收缩和放松肛门肌肉，使自身肌电活动处于屏幕上显示的正确轨迹范围内，学会调整和训练排便动作和过程。

2. 压力生物反馈

具体操作方法：首先在治疗前向患者解释正常的排便机制，并说明治疗的方法、过程、目的。治疗时患者取左侧卧位，将测压导管置于肛管内，先通过直肠肛管内压力测定，然后通过压力传感器，将肛门直肠内压变为电信号，在电脑上显示出来，同时也显示正常的括约肌反应曲线图。医生指导患者观察屏幕上直肠和肛门括约肌的活动情况，使其学会识别正常和异常的电信号，教会患者按图收缩、放松肛门，并通过不断地训练达到在无屏幕显示的帮助下也能正常排便。

3. 球囊生物反馈

球囊生物反馈又称球囊训练，是指患者通过学习独立排出充以空气或水的球囊来实现正常排便。具体操作方法：患者在放松盆底和肛门括约肌的同时关注放置于直肠的球囊体积变化，治疗师逐渐使球囊膨胀，达到初始感觉容量后停止充盈球囊，让患者排出球囊。在反复训练中，逐渐减少球囊充盈体积，实现"动作—反馈—学习—再动作"的过程，逐步纠正自身的功能障碍，帮助患者养成良好的排便习惯，让他们学会协调和控制盆底肌，从而掌握正确的排便动作，并重新建立正常的直肠感觉，以达到治疗便秘的目的。

4. 其他生物反馈

应用一种可以下摆动，同时也可以发出声音信号的光棒来训练患者。具体操作方法：首先，插入直肠带电极的塞子，记录静息、屏息及用力排便时的肌肉活动，然后指导患者控制肌肉的活动，这种方法更方便。

生物反馈治疗的疗程尚无统一标准。神经肌肉训练的次数和每次训练的时间因人而异，需要根据每位患者疾病的复杂程度、患者学习和掌握生物反馈的能力来个性化制定。

（五）便秘病的大肠水疗

大肠水疗是一种物理疗法，它是以水为媒介清洗大肠，通过利用过滤加温的清水，注入大肠并维持一定的水压，清除布满整个大肠内的硬结大便以及软化清除肠黏膜表面的硬结层，降低大肠的负荷，恢复肠黏膜的分泌，促进结肠的蠕动，从而恢复正常的排便功能，达到治疗或保健目的。

该疗法能够清洗约 150 厘米的整个结肠部位，采用经过杀菌、过滤的 38℃恒温水，对肠道没有任何副作用，主要分为传统的接触式（插入式）灌洗肠和现代新技术非接触式灌洗肠。

1. 传统的接触式（插入式）灌洗肠

接触式（插入式）灌洗肠方法是用专用生理盐水通过仪器注入大肠，排便前注 1 次，排便后注 1 次，每次 200~400 毫升。

2. 现代新技术非接触式（无插入）灌洗肠

非接触式（无插入）灌洗肠是通过仪器将水柱瞄准肛部，调节水压使温水逐渐润入肠道。在整个治疗过程中，按摩是相当重要的。一方面对患者是一种安慰，可稳定其情绪；另一方面可以刺激肠蠕动，使清水更快稀释干硬的大便，便于大便顺利地排出体外。但在进行腹部按摩前需征求患者的意见，如果患者不愿意，可放弃此项措施。

有时在结肠清洗过程中，结肠肌会突然收缩，排出大量液体和废物进入直肠，患者可能会感到痉挛或一过性疼痛，并产生急于排泄的感觉。这些如果发生，也都是短暂的和不难忍受的。正常情况下是不应有痛苦的，但有些人开始时会感到不舒服。最常见的原因是内心抗拒和紧张，出现于第一次做完水疗的时候，因为他们的神经比较敏感，但在以后的大肠水疗时就会消减。

洗肠后大部分人觉得很好，也感到轻松，但有些人在大肠水疗后几小时内，引起连续几次大便，有些可能在结肠清洗后几分钟内感到轻微头痛或发冷，也会有人在几天内没有任何大便。如果在大肠水疗以后 36 小时内不能恢复正常大便，可能患有无力性便秘，要做适当的治疗，以调整大肠功能恢复正常状态。

但是大肠水疗不适合以下 3 类患者，使用时需谨慎：①患有严重心脏病、肠道肿瘤、严重贫血、孕妇、肠症出血或穿孔、疝气、肝硬化、肛瘘管、严重痔疮、将要肠道手术、动脉瘤、肾功能低下的患者。②局部性回肠、结肠溃疡或急性憩室炎的患者。③肝脏部位出血或化脓者。

（六）骶神经电刺激术

骶神经调节术（sacral neuromodulation，SNM）又称骶神经电刺激术（sacral nerve stimulation，SNS），是一种神经电刺激术，即通过外科手段在体内埋藏电极，通过外接脉冲发生器，将一种短脉冲刺激电流连续施加于特定的骶神经，以此剥夺神经细胞本身的电生理特性，人为激活兴奋性或抑制性神经通路，干扰异常的骶神经反射弧，进而影响和调节骶神经效应器官的功能紊乱，从而达到微创治疗的目的。

骶神经电刺激术具有疗效肯定、后期可调控、不良反应少、微创等优点，治疗过程可以在任何时候终止，被誉为对传统治疗方法的革新。但是该疗法容易合并植入部位感染、疼痛以及出现导线断裂、移位等情况，同时患有骶骨畸形、妊娠、存在有感染风险的皮肤病、合并精神疾病、已植入心脏起搏器或需定期做 MRI 检查等的患者需要禁用此疗法。

治疗前治疗师应向患者讲解便秘的生理病理知识、治疗目的和过程，使患者对病情充分了解并配合。具体操作步骤如下：①患者取俯卧位，腹部垫高，暴露臀部，触诊以确定恰当的骶骨标志，根据解剖位置选取穿刺点。②连接穿刺针和仪器，将与仪器相连的电极片贴于患者臀部，常规消毒，铺无菌洞巾。③用 1% 利多卡因局部麻醉后，将 1 根绝缘针经皮穿入 S3 或 S4 神经孔，电刺激以试验感觉和运动神经根的应答。当获得典型的应答后，将 1 根绝缘导丝经穿刺针刺入于骶神经孔作为暂时电极，固定穿刺针，并与外部刺激器相连接，设置合适的刺激参数。

骶神经刺激手术分为两个阶段：体验治疗阶段和长期植入阶段。体验治疗的目的在于通过排尿日记和患者的自身感受，由医生和患者评估症状改善情况，以决定是否进行膀胱起搏器的长期植入。但长期植入的患者必须定期回院追踪病情，医生会根据病情进展情况，调节程式设定。

（七）粪菌移植（fecal microbiota transplantation，FMT）

粪菌移植是近年来广受关注的一种肠道菌群调节方式，即将正常供体的粪便通过鼻胃管、肠镜、灌肠等多种途径移植到便秘患者的肠道内。它是一种新兴的特殊器官移植术，通过重建肠道菌群结构，调整体内的代谢过程、产物和信号通路而调节肠道蠕动，从而改善便秘症状。粪菌移植的样本包含肠道中天然存在的所有微生物及其代谢产物，可以使患者体内的双歧杆菌等天然优势菌群丰度增加，与有害菌竞争生长空间及营养物质，同时调整短链脂肪酸、胆汁酸及蛋白质代谢产物的生成来改善便秘、调节患者精神心理障碍。

第五章 便秘中医辨证诊治体会

中医药在治疗便秘方面历史久远，有其独特优势。它是从整体观念出发，结合患者体质进行辨证论治，整体调节气血和阴阳，标本兼治，达到治疗的目的。现将临床治疗功能型便秘的体会总结如下。

一、膏方辨证治疗功能性便秘（阳虚证）

脾肾阳虚型慢传输型便秘在临床较为多见，病位在大肠，但与脾、肾密切相关。应用膏方——助阳通便膏以温肾健脾，润肠通便是治疗便秘的新思路。膏方作为中医传统瑰宝，不仅能治愈疾病，也能预防疾病，增强体质，集补治于一身，是治疗慢性疾病的极佳选择。助阳通便膏效果良好，口感甜甘滋润，携带方便，每次服用的剂量明显少于汤剂，患者更易接受，为中医药治疗便秘提供新思路。

助阳通便膏药物组成：肉苁蓉 300 克，肉桂 150 克，厚朴 200 克，枳壳 300 克，淫羊藿 300 克，桑葚 200 克，白术 200 克，山药 200 克，郁李仁 200 克，牛膝 200 克，黑芝麻 200 克，蜂蜜 600 克。

制备方法：将肉苁蓉等 11 味中药净选后混合均匀，于适当容器内浸泡 60 分钟，煎煮两次。第 1 次加 6 倍量水煎煮 2 小时，收取滤液；第 2 次加 5 倍量水煎煮 1.5 小时，收取滤液。合并两次煎煮液静置 24 小时，滤取上清液浓缩 500～600 毫升，兑入蜂蜜 600 克，浓缩 800～1000 毫升分装即可。

服用方法：20 毫升／次，2 次／天。治疗时间为 21 天。

1. 组方依据

人体脏腑互相联系，互相制约，共同维持机体正常活动，便秘的发病亦是如此，与肝脾胃肺肾密切相关。肝主疏泄，使全身气机通而不滞，若肝失疏泄，易致胃肠气滞，肠腑不通，大肠传导费力，糟粕自然停于肠道，肠胃不清，大便秘结不通。食物的消化吸收以及体内精微物质的化生、转化、传送等，需要脾胃的运化功能正常。若脾胃阳气虚损，运化功能受到影响，久致大便干结成块，不易排出。肺主通调水道，要在肺主宣发肃降基础上去实现，而肺的宣发肃降得益于肺气的正常运动。宣发功能可使津液布散全身。肃降可使津液向下布散于其他脏腑，助大肠传导，二者相辅相成。因肺与大肠相表里，二者表里相应，升降相因，上下相合，若肺的功能失常，也会影响大肠功能，肠失滋养，大肠干枯而易致秘结。肾阴不足，阴液无法滋润肠道，肾阳不足，温煦、气化功能失常，阴寒滞于肠胃，大肠传输无力。以上均能导致大肠传导失职，糟粕内停，但脾肾阳虚型临床更为多见，是造成便秘不容忽视的一个问题。脾肾阳气不足，无力推动，致肠道传导障碍，糟粕停聚是其主要病机，运用膏方，以温肾健脾，润肠通便法治疗便秘。

《诸病源候论》云："肾脏受邪……津液枯槁，肠胃干涩，故大便难。"《素问·至真要大论第七一四》云："诸厥固泄，皆属于下。"可以看出肾脏受损影响二便。机体脏腑发挥正常功能需依赖于阳气的充足。肾阳为体内真阳，温煦全身，下焦阳虚，阳气无法传送而阴凝于下，寒滞肠道，传输无力，糟粕停留于肠道。肾主水，能够有效维持体内水液平衡，津液布散、代谢等功能皆依赖于肾。若肾阳虚弱，气化功能失常，依赖肾气推动的津液无法有效滋润肠道，肠失滋养，可有大便不通之症。加之当今年轻人喜食寒凉之物，或长期服用苦寒泻药，会导致体内阴寒凝滞，虚阳不得温，阴结不得散，大肠失于温煦。中医讲究阴阳互根互用，阳气亏损至极则损阴，阳气不通津液输布亦失常，肠道干涩，温运之力下降，肠道无力传输糟粕，食物残渣不能有效前行，继而形成便秘。

《素问·玉机真脏论》："脾不足，其人九窍不通。"脾胃为气机升降枢纽，脾主升，胃主降，对维持正常气机起着重要作用。脾下连大肠，大肠以降为顺，故脾与大肠密切相关。大肠传导依赖于阳气的推动，阳气则主要依赖于脾肾之阳。脾能正常发挥其作用，则魄门开闭有度，大便易解。若由于先天禀赋不足或后天顾护不够、长期居住于阴冷潮湿之地、过食生冷等均会伤脾，出现脾胃阳气虚损，温煦无权，寒邪凝结，导致气机不通，清不得升，浊不得降，糟粕难以下行。同时脾阳虚则气血生化乏源，中气不足致推动无力，大肠传导功能受损，无足够阴血滋养则大肠推动艰涩，大便干结难解。

综上所述，脾肾两脏在病理上相互影响，肾阳虚无法温煦脾阳，脾阳长期不足也会引起肾阳的亏少。可见温补脾肾之阳可补益先后天之本，散大肠之寒，温煦大肠，推动大肠传导，而非单纯润大肠。但切不可盲目补益，应重视行气宽中，润滑肠道以通便。

2. 中医膏方的历史源流及现代临床应用

膏方的发展经历了相当长的一个阶段。从秦汉开始，将膏方运用于涂搽皮肤防皲裂，此时未在医疗中有明显的用途。直到考古发现的《五十二病方》才证实了西汉医家已开始将膏方运用于外伤中。而内服膏方则要追溯到东汉末年的《金匮要略》。而后膏方得到进一步提升，真正膏方之风盛行要数明清以后，此时已有真正的以"某某膏"命名，制备工艺也日趋规范，膏方也逐渐从宫廷调养走到普通百姓家中。今后众多医家广用膏方，不少仍为现代所用。

现代膏方是遵从君臣佐使，对患者进行精确的辨病辨证，确定基本治法，选择适当辅料，一人一方，因时制宜，量体裁衣。膏方主要用于两大用途：增强体质以发挥补益功效，治疗疾病以发挥祛邪功效。据大多数文献记载，因其保存条件等问题，膏方多在冬季使用，但只要适合患者体质，四季皆可服用。随着各学科的大力发展，越来越多的临床试验结果均可以论证膏方治病防病的特点。膏方经过代代医家不断探索流传至今，在人类健康以及延年益寿方面发挥着至关重要的作用。膏方配以蜂蜜炼制而成，工艺考究，制备精良，浓度高，体积小易于携带，安全绿色可长期服用，集保健与纠偏于一身，疗补兼施。现如今养生浪潮冲击整个市场，正气存内，邪不可干，口服膏方可先安未受邪之地，顺应潮流，未雨绸缪，增强体质抵御外来邪气，受益人群递增，备受青睐。

3. 组方及方药分析

方中肉苁蓉入大肠、肾经，可发挥补益肾气及通二便之效；牛膝则可以补肾壮腰，二者共为君药。淫羊藿发挥补肾之功；肉桂可温肾暖脾，助君药温补下元，二者协力助元阳利二阴；白术、山药均归脾经，可益气健脾，缓解便秘日久导致的大肠气滞，为臣药。佐以厚朴温中下气，缓解胃肠实积；枳壳消积破气，通利肠腑；郁李仁润肠通便；桑葚滋阴补血，缓解肠燥，以上共为佐药。方中再加入黑芝麻补肾润肠燥，为佐使之药。蜂蜜有润肠通便，生津润肺之功效，味甘调和诸药，起到滋补作用，在膏方中应用众多。全方邪去而不伤正，乃"用通于补"之剂。

肉苁蓉：又叫大芸，全寄生种子植物。归肾、大肠经，善补阳，可使男女怀孕，还可治疗精血亏虚，肠道干燥等，有"沙漠人参"之称，但泄泻或胃肠实热所致便秘忌用。《本草经疏》有云："淡白酒，煮烂顿食，治老人便燥闭结。"此药性温不寒，可避免损伤阳气，是治疗老年阳虚便秘的首选。

肉桂：属于大热之物，归肾、脾、心、肝经，能够调达气血，暖脾肾之阳，还有止痛等功效，可以治疗上热下寒等。使用频率高，在《五十二病方》中应用肉桂高达13方，可见古代医家喜爱本药。它经常应用于一些调味品来促进食欲，一些化妆品来改善气味等。《本草经解》记载："气大热，味甘辛，有小毒……久服神仙不老。"

厚朴：为木兰科植物，《别录》中说道："温中益气，消痰下气。"炮制首载于《伤寒论》："炙，去皮。"《说文》载："朴，树皮。"《日华子本草》名烈朴。能解中焦之湿，其苦而专于泄，气下行胀满得解，通便秘。

枳壳：属芸香科，归脾、胃经。能治疗食积不化、呃逆等。生枳壳行气力强，可通便，麸炒药性缓和，可止泻。《日华子本草》也曾介绍枳壳的健脾开胃之功效。

淫羊藿：小檗科植物中最大的草本属，味辛、甘、温，归肾、肝经。能补肾助阳，祛风湿，强筋骨，止咳喘等，生品多用于治疗筋骨萎软等，油炙后多用于治疗阳痿早泄等。是常用的传统补益类药物之一。

桑葚：属桑科植物，性微寒，味甘、酸，归心、肝、肾经，可以治疗口干口渴，大便干燥，还能治疗一些阴血不足导致的耳鸣心悸等症，还能利五脏，通关窍，乌发明目等，但便溏者慎用。

白术：属菊科植物，无毒，归脾、胃经。炮制方法众多，属生熟异治之品，生用通便力强，且便通而不伤阴，麸炒后药性缓和，健脾消食之力更强。《神农本草经》将白术称之为"术"，并有"南术北参"之美誉。唐代后期的"排风汤"能将白术与苍术进行区分。

山药：属薯蓣科植物，味甘可归于脾，色白可归于肺，生用重补虚退热，炒用重健脾益阴，还被称为"怀参"，是四大怀药之一，益寿食品之一，乃平补三焦的良药，温补而不骤，微香而不燥，其汁浆浓厚，在春季是上佳的滋阴补虚的食补材料，可以治疗阴气羸弱之症，虚损劳伤者甚为适宜。

郁李仁：蔷薇科植物，主归脾、大肠、小肠经。具有通便、利水的功效，通便之余也可解大肠气滞。首次载于《神农本草经》，并称其为"爵李"。《滇南本草》记载："润大肠。治四肢浮肿……皮治齿痛。"《新修本草》记载："大腹水肿……郁李仁。"

牛膝：属苋科草本植物，味苦、甘、酸、平，攻补之功集中于下焦肝肾，用于治疗腰膝酸痛、发白等，生用散瘀血，治疗跌打损伤，血滞闭经等；熟用补肝肾，强筋骨，总体来说就是引药、热（火）、血（气）下行。《名医别录》云："补中续绝，填骨髓，益精。"

黑芝麻：属芝麻科植物，乃平和之品。归肝、肾、大肠经。可以补肝肾，滋肺气，益精血，润燥滑肠。用于治疗腰膝酸软，大便干燥，头晕眼花等症。因其乌发养颜等功效，广受人追捧，符合我国民间流传的"逢黑必补"之说，也是后人说的植物蛋白"三状元"之一，其保健功能在古代就有所记载，是食疗的上好食材。

蜂蜜：原名石蜜，是人类食用的自然糖中最甜的一种，归肺、脾、大肠经，可以益气，补中，止咳，通便，解毒，用于治疗肺虚干咳，脾虚食少，外用助疮疡收敛。古书中认为生蜜有毒，而炼蜜更能和缓药性而增强药性，增强补中益气之功。蜂蜜的多种生物特性，使它可以作为增稠剂、甜味剂等而广泛应用。

4. 现代药理研究

肉苁蓉：本品主要含有苯乙醇苷类，它可以一定程度治疗老年痴呆。李刚等研究发现，苯乙醇苷能够降低小鼠犯错次数，提高学习记忆能力。此外水煎液可以使得小鼠耐寒时间明显延长，自主活动次数增多，提高运动大鼠糖原储备。其毒性研究也显示无毒性反应。

肉桂：有药理研究发现，肉桂中主要药理成分是挥发油，其中肉桂醛占比最大。它可以有效地排出肠胃积气，兴奋肠管，增强痛阈，在解热、抑菌方面也有广阔应用前景。本品还有调节血脂血糖的功效。

厚朴：有药理学研究发现，本品中发挥作用的成分主要是厚朴酚，对神经系统起到抗抑郁癫痫痴呆的作用，能一定程度治疗脑卒中；对心血管系统起到降压改善心功能的作用；对消化系统可抗腹泻，改善胃肠运动障碍；还有一定的抗菌抗炎作用。

枳壳：本品主要含有抗病毒、消炎、杀菌的黄酮类；扩张支气管，刺激胃肠道平滑肌的挥发油类；升压抗休克的生物碱类等，且煎煮液可以快速缓解胆结石患者疼痛；徐颖等做实验得出更高剂量的枳壳更能增强大鼠肠动力，缓解抑郁。

淫羊藿：本品中含有的黄酮类可以改善性功能，促进生殖系统，还可以改善血糖。此外还有一定的抑制衰老、缓解抑郁、改善卵巢功能、减轻放化疗不适症状等作用。

桑葚：本品含有花青素、16种氨基酸、红色素等。可以有效地抑制大肠埃希菌；增强小鼠免疫力。有研究表明，桑葚提取物中总黄酮和总花青素能有效地推动小鼠小肠运动。

白术：药理学研究发现，本品水煎液能够调节胃肠运动，既能加快小鼠胃排空，又能减慢肠推进速度，抑制肠肌收缩力；还对免疫有调节作用；能有效地杀伤炎症因子；抗肿瘤；延缓衰老等。

山药：本品中含有糖蛋白、胆碱、17种以上的氨基酸，还含有淀粉类能减缓餐后血糖效应；多糖类抗氧化及抗衰老；尿囊素抗炎镇痛，修复上皮组织等；还可以抑制胃肠功能过度亢进；有一定的降血脂血糖作用。

郁李仁：本品中含有黄酮类（主要化学成分），能降糖、防癌、改善记忆等；还含有多糖类、矿物元素、脂肪酸（保护心血管、促进消化）、氰苷类（抗炎、止咳平喘、肿瘤的治疗）、水溶性总蛋白等。它能够加快肠蠕动，还有一定的抗惊厥、扩张血管的作用。

牛膝：有药理研究显示，本品中含有总皂苷、多糖等，可以促进炎性病变快速吸收；抗病毒的牛膝多糖；另外，还可以兴奋子宫，治疗原发性痛经；抵抗肿瘤细胞，延长生存期等。

黑芝麻：药理学研究发现，本品含有木脂素、脂类等，能保护心血管，抑制心肌重构；能降压、抗肿瘤、改善肝损伤、抗炎、软化血管等；还可以清除细胞自由基，延缓细胞衰老等。

蜂蜜：药理学研究发现，本品含有糖类、维生素、酸类化合物等，能够增加肝糖储存，预防脂肪肝；有抗氧化性；酸化肠道，增强粪便湿度；另外，还有抗菌、保护心脏等功效。含有的一定量水杨酸能抗凝。

针对病机本质为脾肾阳气不足，无力推动，致使肠道传导障碍，糟粕停聚，以温肾健脾，润肠通便之法治疗便秘，并提出运用膏方治疗便秘的新思路。助阳通便膏效力更加缓和、稳定、持久，安全方便易于医从，纠正机体偏性见长，注重全面、整体的调理。它保留了原有汤剂的精华，丰富了治疗便秘的剂型，突破以往治疗便秘的方法，结合中药汤剂的辨证灵活性和中成药的使用方便性，优势明显。

■ 二、针药结合辨证治疗功能性便秘（气秘）

中医和西医均对功能性便秘的病因病机研究以及治疗上进行着不断地探索，诊疗方案亦在不断完善中，毋庸置疑的是，中医在治疗功能性便秘上有独特的优势，在治疗过程中十分注重中医的应用，强调中医内治和外治法合用，由于肠道及周身气机不畅而致，治则以调节周身气机为主，临床中常用到针刺疗法和口服加味四逆散方合用的治疗方法。

中药治疗：中草药煎剂口服，予加味四逆散：柴胡 10 克，枳实 10 克，白芍 10 克，炙甘草 10 克，生白术 15 克，木香 10 克，槟榔 10 克，桔梗 10 克，麻子仁 10 克，柏子仁 10 克。1 剂 / 天，分两次水煎共得 400 毫升药液，每天 2 次温服。

针刺治疗：选取天枢穴、气海穴、太冲穴、支沟穴、足三里穴、中脘穴、上巨虚穴、大肠俞。采用华佗牌一次性无菌针灸针 0.3 毫米 ×40 毫米规格，穴位针刺深度为 20～40 毫米，所有穴位均直刺，针刺太冲穴时避开动脉搏动处，针刺前局部皮肤常规消毒，针刺时行针以得气，穴位均使用平补平泻手法，仰卧位针刺 20 分钟，俯卧位针刺 20 分钟，每 10 分钟一行针，保证室内温度适宜，避免在患者精神状态不佳时针刺，根据患者耐受程度可调节针刺深度和针刺时间，隔天针刺 1 次。治疗时间为 21 天。

以气机理论为主，采用中医内治和外治合用的方法，疏通人体一身之气、经络之气，以达到恢复大肠传导功能的治疗效果。

1. 气机与便秘

气机即气的升降出入运动，中医理论认为气机是构成万物的基础之一，存在于任何有形之物内，如《素问·六微旨大论》中提出："故无不出入，无不升降，化有大小，期有远近。"中医把人体看作一个有机整体，和整个自然环境一样，人体的正常机能活动也依靠气体升降出入运动。气体的升降出入运动在人体内部任何脏腑都有体现，是一个复杂的相互协调的对立运动，各脏腑共同维持一个正常的气的运动功能。肺主一身之气，肺是体内之气与外界的气体流通的脏腑，保证一身之气的生成和代谢，是人类有机体的生气之主，肺主治节，维持着人体之气的宣发肃降，宣发肃降功能的正常运行可以使津液正常疏布至大肠，使大便保持质软成形，而肺气的肃降也可畅达肠腑气机，帮助大肠运动；脾气主升，脾气有运化之功，配合胃主通降的特性，形成周身之气的升降枢纽，脾胃能够向周身运化受纳水谷精微和水液，为生气之源，保证了肠道内容物的水液含量；肝主疏泄，肝主升发，肝气具有舒畅条达、生机勃勃的特性，能够调通全身气机、调畅情志，使机体生理心理活动正常进行，是人气运动中的重要一环；肾气是脏腑之气的根本，属于先天之气，肾主纳气，可以配合肺的肃降作用，帮助肺脏沟通内外气体交换，肾在窍为二阴，大便的顺利排泄得助于肾气的推动和固摄作用。人体的整体性也表现在病理上，局部外在的病理表现，都可从整体上分析，正如"有诸内者，必形诸外"，便秘病机也可着眼于整体的气体运动失常。便秘病位为大肠，大肠的传导糟粕功能是周身气体运动中的一环，尤其是肠道气滞型便秘，与周身气机关系更加密切，气机不畅亦可导致患者情志异常，并逐渐成为便秘迁延不愈的病因之一，形成恶性循环。

2. 四逆散

（1）四逆散与气机。

古人记载的四逆散方剂不止一种，临床最常用的是《伤寒论》载方，原方有柴胡、枳实、白芍、炙甘草4味药物，经过历代医家的运用和总结，主要治疗肝胃气滞、阳气内郁和少阴枢机不利之证。是治疗肝郁脾虚的基础方，具有疏肝理脾、透郁解热、和解表里之功，后世医家更是在此基础上创作了逍遥散、柴胡疏肝散等名方。四逆散对肝脾之气的作用较强，能够疏肝理气、健脾益气，肝气主升发，性条达，给人以生机勃勃之感，对情志的影响也较大，常因升发太过而亢逆或郁滞，造成急躁易怒或郁郁寡欢；脾气主升，并体现为脾主运化的生理功能，通过运化摄入的水谷精微来维持人体机能的正常运行和代谢，脾气衰微或受困时，可影响全身的升降传输功能，对脾气对周身其他脏腑的推动、濡养作用造成阻碍，肝脾之气的异常对一身之气的升降出入造成极大的影响，故四逆散可通过调理肝脾之气来恢复周身气机。本研究使用加味四逆散，在四逆散基础上添加疏通周身气机、专以润肠通便药物，使其对肠道气滞证的慢传输型便秘疗效更佳。

现代医学研究显示，四逆散拥有很强的抗病原微生物作用，对抗肝炎病毒和幽门螺杆菌效果明显，能够保肝、抗硬化、抗胃溃疡、利胆、调节胃肠运动，对中枢神经系统也有一定疗效，如镇痛、解痉、治疗抑郁症。四逆散的现代研究与其中医的疏肝理脾、调畅情志功效十分接近。

（2）加味四逆散方解。

加味四逆散是以四逆散为主方加味而来。方中柴胡入肝、胆经，升发阳气，疏肝解郁，清宣肺气；枳实入脾胃经，行气散结，下气导滞，散痞消积，两者一升一降，涤荡气机之力显著；白芍入肝、脾经，养血柔肝，敛阴止痛，《证类本草》言："主邪气腹痛……破坚积……利膀胱大小便……"与柴胡合用，加强调畅肝气之效的同时柔肝补血，减少柴胡升发太过而耗损肝血之弊；与枳实合用，疏肝理脾，气血同调，减少枳实疏通胃中气滞而无耗伤阴血之弊；炙甘草性甘平，在调和诸药的同时，温补脾胃之气，并与芍药组成芍药甘草方，调和肝脾，益气护正，防止行气过多而伤正气。上述4味是原方配伍，以下皆为加味药物。生白术归脾、胃经，健脾益气，用生白术增加了生津通便之效，补养脾胃的同时不忘行气通便之功；槟榔归胃、大肠经，下气消积导滞，可行胃肠之气，且兼具通便之效，《本草纲目》中提到槟榔"除一切风、一切气、宣利脏腑"，可见槟榔理气效果之卓著；木香归脾、胃、大肠、胆经，与柴胡、枳实同用，加强调畅肝脾气机之效，与槟榔同用取木香槟榔丸之意，行气导滞，中消胃脘气滞，下行气通便；桔梗性平入肺、胃经，具有开宣肺气之功，能助肺肃降之力，能够通利二便，含"提壶揭盖"之法；麻子仁归脾、胃、大肠经，功专润肠通便，《肘后备急方》中就记载有单用麻子仁研磨后，以粥送服治疗大便不通的记载；柏子仁入心、肝、脾经，性味平甘，能够安神益智，润燥滑肠，补益心脾。纵观全方，柴胡、枳实、桔梗升降气机，芍药、甘草平补柔肝，木香、槟榔行气通滞，麻子仁、柏子仁、白术润肠通便、补益心脾，全方畅调肺、脾、肝之上下气机，又能行气解郁、补养脾胃、润肠通便。

（3）加味四逆散现代药理。

现代药理研究中，柴胡含有皂苷、挥发油、黄酮、糖、甾醇类等成分，柴胡皂苷能够保肝、抗炎、抗抑郁，柴胡多糖具有免疫调节功能。王艳等人研究发现，柴胡水提液能够双向调节小鼠的胃肠运动，可以促进阿托品所致的小鼠胃肠运动缓慢状态。

药理研究中，枳实主要含有生物碱、黄酮类、挥发油类，其中黄酮苷对胃肠道运动有双向调节作用，除此以外还有抗氧化、镇静、兴奋心脏的作用。

白芍主要含有单萜类、三萜类、黄酮类、鞣质类、多糖类化合物和挥发油等，主要作用有抗抑郁、改善心血管疾病、保肝、镇痛、消炎、抗肿瘤、抗氧化、改善胃肠道疾病，方圆之等人的研究显示白芍能够降低结肠血管活性肠肽（vasoactive intestinal peptide，VIP）和水通道蛋白 -4（aquaporin-4，AQP4）的水平，进而降低肠道吸收肠内容水分的能力，血管活性肠肽（VIP）亦可降低肠道肌张力，故可有效地改善慢传输便秘的症状。

炙甘草含有黄酮类、三萜类化合物及因炮制而产生的单糖，具有镇咳平喘、抗心律失常、抗炎镇痛、调节免疫、改善回肠活动的作用。

白术的化学成分主要有挥发油、内酯类化合物、苷类化合物、多糖类以及氨基酸等，具有抗癌调节肠道运动、抗炎镇痛、抑菌、保肝、降血糖、调节脂代谢、增强记忆力和免疫调节等作用，其中对胃肠道作用明显，有双向调节作用，除此以外，还有调节肠道菌群水平、修复胃肠黏膜损伤的作用。

槟榔的化学成分有生物碱类、多酚类、脂肪酸、黄酮类、多糖类、三萜和甾体化合物等，对神经系统、消化系统、内分泌系统、心血管系统均有影响，有抗氧化、抗过敏、抑菌效果。其中在神经系统中，可对交感神经有兴奋作用，进而加强胃肠道推进运动，并有一定的抗抑郁作用。蒋志等人的研究表明，槟榔能增加健康人群的血浆胃动素和胃促生长素水平，促进远端胃、十二指肠、空肠的排空和推进运动。

木香有效成分主要为萜类，主要药理作用有抗炎、抗肿瘤、镇痛解痉、抑菌，还对消化系统、心血管系统、中枢神经系统有作用，其中对胃肠运动有促进作用，还具有抗幽门螺杆菌的作用。

桔梗的化学成分主要有皂苷类、黄酮类、多聚糖、脂肪油、脂肪酸、无机元素等化合物，药理作用有止咳平喘、改善肺损伤、保肝、抗肿瘤、抗炎抑菌、抗氧化、降血糖。

麻子仁的化学成分有脂肪酸和酯类、甾体类、生物碱、黄酮和苷类、挥发油等，富含脂肪油，药理作用有消化系统的抗溃疡和双向调节胃肠推进运动，心血管系统的保护心肌损伤、降血压、调节脂类代谢、抑制血小板聚集，中枢神经传统的镇静镇痛、改善睡眠、加强记忆力，抗氧化抗衰老，抗疲劳和免疫调节，抗炎。

柏子仁主要化学成分有油脂类、氨基酸类、皂苷类、萜类等化合物，能够镇静、改善小鼠睡眠、抗抑郁、改善阿尔茨海默病、促进肠道推进运动，并能治疗不孕症。

3. 针刺

（1）针刺与气机。

针刺是基于经络学说上的治疗方法，其历史悠久，现存的《黄帝内经》分为《素问》和《灵枢》，其中的《灵枢》一书着重研讨针刺，可见针刺在中医学中的地位之重。在经络学说中，身体某脏腑的病变能够表现在体表腧穴，比如按压痛、发红、结节等，对该体表腧穴的改变进行一些手法治疗，会对相应脏腑之病有所改善，这也是人类有机体整体观念的表现，同时，经络学说里还有两两相应的脏腑经络相属的情况，能沟通人体内外，"肺与大肠相表里"即来源于经络学说，继而运用在临床药物的辨证思想上。中医学认为，一身之气可体现至经络上，成为经络之气，每一条经络之气的属性可归属于某一脏腑，并且能够以某种特定顺序流通，某一腧穴的气机阻滞能够影响经络运行，使气血难以通畅流动至全身濡养人体内外，针刺可以疏通相应的经络腧穴而达到改善病症的目的。针刺的重点在于气，《灵枢·九针十二原》中记载："上守机，机之动，不离其空。"意思为医术高明者懂得把握气机变化的规律，强调医者应重视经络腧穴所蕴含的经络气机。《灵枢·刺节真邪》讲道："用针之类，在于调气。"针刺能调节脏腑气机，改善周身气血运行，杨上善对此句点评为"气之不调则病，故疗病者在于调气也"，说明了气机在疾病的发生和治疗中的重要地位。气机郁滞型便秘与周身气机不畅有关，针刺可以通过刺激体表腧穴，调畅周身气机，调节内外脏腑，使气血通畅，有助于气滞型便秘的治疗。

（2）针刺组穴方解。

天枢穴，又名"长溪""谷明"，位于脐左右旁开2寸，天枢二字出自《素问·六微旨大论》："天枢之上，天气主之；天枢之下，地气主之。"天枢穴位于脐旁2寸，命名天枢，是因其为人身上下、天地、阴阳之气枢转交合之处。天枢穴属足阳明胃经，大肠募穴，能募集气血上输大肠经，《灵枢·本输》也提出："大肠、小肠，皆属于胃。"说明胃经与大肠关系密切。"长溪"意为源源不断地溪流也，"谷明"意为胃气充盈乃至可见，可见该穴气血强盛，是大肠经气汇聚之处，可双向调理肠腑、理气导滞，亦可补充人体元气，温阳周身。

气海穴，又名"脖胦""丹田"等，位于脐下 1.5 寸处，腹正中线上，出自《灵枢·九针十二原》："肓之原，出于脖胦"，是肓的原穴，脖胦，意为中央，表示任脉和气海穴气血在人体腹正中线循行。气海，意指气之海洋，此穴是元气汇聚之地，如《针灸资生经》提出："气海者，盖人之元气所生也。"气海穴亦与肺气、肾气息息相关，道教将气海称为丹田，谓其与两肾相属，也是腹部纳气之根本，能够导引中气下达脐下，男性腹式呼吸吐纳皆依赖于此。《医学入门》记载："主一身气疾。"有补气理气，调经固摄之能。

太冲穴，位于足背第一、二跖骨结合部前方凹陷处，出自《灵枢·本输》，太冲，太意为大，冲有即将冲射之意，指本穴为肝经经气输布经络之要点，元气聚集之所。本穴是足厥阴肝经的输穴，阴经以输为原，亦为肝经原穴，原有本源之意，是经络之气的原动力，且所注为输，可见太冲穴元气充盈，为肝经的重要穴位。本穴具有平肝泄热、行气止逆的功效，因本穴是阴经输穴，为木经土穴，长于治疗对肝脾不和所致病症，有疏肝理脾之功，为疏肝理气之要穴。

支沟穴，又名"飞虎""飞处"，位于小臂背侧，腕背横纹上 3 寸，尺骨与桡骨之间，出自《灵枢·本输》。手少阳三焦经五腧穴里的经穴，支，树枝的分叉，又同"肢"，上肢也；沟，沟壑、沟渠，通水之道也，本穴输送三焦经经气沿上肢循行，位于尺骨桡骨夹隙中，故名支沟。飞虎以一种取穴手法命名。该穴有清利三焦、通腑降逆之效，本穴降火之力强，对便秘、胁肋疼痛效佳，《类经图翼》里记载："凡三焦相火炽盛，及大便不通，胁肋疼痛者，俱宜泻之。"

中脘穴，又名"太仓""胃脘"，位于前正中线上，脐上 4 寸，出自《素问·气穴论》。脘，空腔也，指胃腑，中是区别于上脘和下脘；太仓，意为大仓库也；《灵枢·胀论》曰"胃者，太仓也"，别名胃脘也是指此穴气血直接影响胃腑，可见此穴与胃腑关系之密切。本穴归属于任脉，该穴与多个经脉相交，是胃腑募穴、八会穴之腑会，《循经考穴编》记载该穴"一切脾胃之疾，无所不疗"，可见该穴能够调理中焦气机、和胃健脾、除满止痛。

足三里穴，又名"下陵""鬼邪"，位于外膝眼下 3 寸，距胫骨前嵴一横指处，出自《素问·针解》。三里，一是指三寸，即距犊鼻三寸之意；二是指上中下三焦通理之意，下肢穴位，故加"足"与手三里区分。足阳明胃经合穴，合穴为经络之气汇总和聚之处，胃腑之下合穴，胃经亦为多气多血之经，故足三里气血充沛，通理三焦，治疗范围极广，有升降气机、扶正培元、防病保健等功效。《灵枢·四时气》中记载："肠中不便，取三里。"腹中有不适的取足三里，即"肚腹三里留"，《针灸大成》讲述该穴治疗"便不通"。

上巨虚穴，别名"巨虚上廉""足上廉"，位于足三里下 3 寸，出自《灵枢·本输》。巨，范围大也；虚，空隙也，此穴正处于胫腓骨之间的空隙中，另加以"上"与下巨虚对应。归属于足阳明胃经，是大肠腑下合穴，《灵枢·邪气脏腑病形》提到"合治内腑"，故该穴善于治疗肠道疾病，有调理肠腑、疏经通气之效。

大肠俞，出自《脉经》，位于第 4 腰椎棘突下，旁开 1.5 寸。归属足太阳膀胱经，是大肠的背俞穴，即大肠腑气输注于背腰部的穴位，具有理气化滞、疏调肠道之效。《医学入门》曰："主腰脊痛，大小便难，或泻痢。"

组方中有俞募配穴法，加上下合穴，三穴共用，通调肠腑，加强肠道传导；支沟穴调理三焦气机，亦为治疗便秘的经验有效穴；足三里穴是全身要穴，加以气海，调理气机、通便导滞；太冲穴，疏肝理气；中脘穴，疏通中焦气机兼调补脾胃。诸穴合用，共调周身气机，疏调肠道。

（3）针刺治疗便秘相关的现代研究。

现代研究显示，针刺发挥疗效很可能与人体的神经系统有关，针刺能够刺激胃肠道的迷走神经，调节脑肠轴、胆碱能抗炎通路以及迷走神经传导通路来调节胃肠道功能。刺激天枢穴可以双向调节肠道运动状态，针对便秘情况时，针刺天枢可加强远端结肠的运动，调节慢传输型便秘（slow transit constipation，STC）、大鼠的结肠肌结构和 Cajal 间质细胞（interstitial cells of Cajal，ICC），使其更接近正常大鼠。针刺上巨虚穴可促进慢传输型便秘（STC）小鼠排便、增加排便量、改善慢传输型便秘（STC）小鼠结肠组织 Cajal 间质细胞（ICC）数量。刺激气海穴可改变小鼠肠电变化，使其幅度下降，频率增加，并且能增加小鼠体力、提高小鼠耐疲劳性。针刺足三里穴可以改变血管活性肠肽（VIP）、通过激活大脑皮层来调节中枢神经系统，这些都可能是足三里穴能够调节胃肠功能的机制。刺激大肠俞可以改善肠道传输功能，促进肠神经胶质细胞分泌胶质细胞源性神经营养因子。针刺支沟穴能够激活旁中央小叶脑区，该脑区与额中回、额下回、顶上小叶、顶下小叶等能够调控大小便排泄的脑区形成功能链接网络，因而可能影响排便功能。太冲穴对情志类疾病颇有疗效。徐放明等人的研究表明，针刺太冲穴可以激活抑郁症患者脑功能区中的部分额叶和左前扣带回皮质，前者对认知功能有重要影响，据以往文献报道，抑郁症患者的这两个脑区的活性均降低。孙冬梅等人的研究结果表明，针刺中脘穴可以改善慢性功能性便秘的症状，而且芒针深刺比浅刺效果更好。

从气机角度出发，解读肠道气滞证便秘的病机，探讨针药结合的疗效。针刺和四逆散均能调理肝脾、升降气机，也是临床上常见的中医内外治疗组合，本研究给针药结合的疗效提供了支持，也表现了其安全、疗效持久的优点。

■ 三、中药汤剂辨证治疗便秘

（一）加味温胆汤治疗功能性便秘（阳虚证）

温胆汤首见于《外台秘要》引《集验方》，后为历代医家化裁运用，治症广泛，尤其以宋代陈无择《三因集一病证方论》所载方证广为流传。灵活运用温胆汤治疗阳虚秘，临床效果颇佳。

加味温胆汤：清半夏 10 克，姜竹茹 15 克，枳实 15 克，陈皮 10 克，茯苓 15 克，肉苁蓉 20 克，肉桂 10 克，淫羊藿 10 克，瓜蒌仁 20 克，牛膝 10 克，炙甘草 10 克。1 剂 / 天，分两次水煎共得 400 毫升药液，每天 2 次温服。治疗时间为 14 天。

1. 便秘的病因病机

便秘，病位在大肠又与五脏相联系，故有《素问·五脏别论》："魄门亦为五脏使"的经典论述。中医认为大肠生理功能主要有两点：一则传化糟粕，大肠上接小肠，水谷入胃腐熟下输小肠，再经小肠化而降至大肠之中，大肠将粪便输送至末端，通过肛门排出体外；二则主津，大肠不仅可以吸收水分，燥化糟粕，使粪便成形易于排出，大肠也可以分泌津液，起到润滑作用。大肠、肛门生理功能的实现与五脏各司其能密不可分。大肠作为六腑之一，"以通为用，以降为顺"，肺与大肠相表里，肺气宣发肃降与大肠以降为顺相辅相成，喘证痰热郁肺的患者，大便或秘，佐以瓜蒌、大黄以通便，机制就在于此处。脾处于中焦，上下焦津液的输布在气的推动下必经于此，《素问·厥论》言："脾主为胃行其津液"，强调脾气的推动激发功能，使得糟粕正常流转。脾气主升而防治内脏下垂，脾气不足则肛门脱出于外，无法维持开合功能。肾中藏精气化二分阴阳，乃五脏阴阳的根本，肾阳不足大肠传导无力，肾阴不足则大肠津亏，大便难下；《素问·金匮真言论》载："肾开窍于二阴"，其中就包括消化道的末端，肾气不足可致魄门无法控制粪便排出。肝主疏泄畅达全身气机，肝失疏泄则大肠气机逆乱。心主藏神，为五脏六腑之大主，心神安定，协调五脏，则全身安泰，魄门启闭有序。

2. 处方依据及组方分析

现今，人们生活节奏加快，压力倍增，或素体肾阳不足，日久损伤脾阳；或劳倦过度，饮食不节，寒凉饮冷，损伤脾阳；导致脾肾阳虚。脾阳虚，脾不升清，运化失常，大肠传导功能失常，而糟粕内停。肾阳虚，命门火衰，气化无权，大肠失于温煦，传导推动无力，且肠道失于濡润，糟粕内停。且脾肾阳虚，水液运化代谢失常，水湿内停，水液凝聚，成痰生饮，痰湿为标，阳虚为本。然湿并不能导致便秘的发生，只因为痰湿之邪留滞组织脏腑间隙，可以阻滞气机，发为便秘。在此基础上结合临床，进一步阐述：肾阳不足，命门火衰，脾阳不足，运化失司，脾肾阳虚，大肠失于温煦，传导推动无力，糟粕内停是阳虚便秘发生的主要病机。但临床多见阳虚便秘患者伴有痰湿表现，乃因阳虚水液运化代谢失常，水津凝聚，成痰生饮，痰湿内停。其本为脾肾阳虚，其标为痰湿，故当温阳健脾补其本，化痰通便治其标。并结合多年临床经验，选用温胆汤加减治疗阳虚秘，达到治疗目的。

3. 配伍分析

方中肉苁蓉、肉桂、淫羊藿三药配伍兴命门真火，鼓动一身阳气以疏利大肠，瓜蒌仁润肠通便，四药相伍，益肾温阳，润肠通便共为君药；以陈皮、茯苓健脾理气渗湿，与君药相伍则脾肾双补，紧合病机为臣药；清半夏、姜竹茹、枳实降气和胃，宽肠通便，三药相伍增强润肠通便之效为佐药；牛膝引药下行，炙甘草调和诸药为佐使药。共奏温阳健脾，化痰通便之功。

4. 药理研究

肉苁蓉：甘、咸、温，归肾、大肠经。功如《本草新编》言："专补肾中之水火……

能滑大肠……治虚人大便结者。"临床常用肉苁蓉制品有净制、酒浸酥炙两种，肉苁蓉生品比炮制品更能促进结肠蠕动。其性虽温，却可久服，不必有久用之而自涩的忧虑。《本草汇言》对肉苁蓉药性有很好的总结，认为本药的药性平和，润肠又不至于导致腹泻，温补又不至于燥热。现代药理研究表明，肉苁蓉的主要成分是毛蕊花糖苷、2′-乙酰基毛蕊花糖苷等苯乙醇苷类、木脂素类化合物及一些糖类。肉苁蓉总提取物可以降低血清 P 物质（SP）、胃泌素（Gastrin，GAS），升高结肠组织胃动素（Motilin，MTL）、血管活性肠肽（VIP），从而增加结肠蠕动，缓解便秘。

瓜蒌仁：甘、寒，归肺、胃、大肠经。根据《中药志》所载言其能治："老年或病后之肠结便秘。"说明瓜蒌善于清除体内的宿便。现代药理研究表明，瓜蒌仁含有油脂类、甾醇类、黄酮类、三萜类及氨基酸、蛋白质等，其中油脂类有强致泄作用，瓜蒌仁霜剂药性较于缓和，醇提取物可以抑制胃酸分泌，保护胃黏膜，促进溃疡愈合。

肉桂：辛、甘、大热，归脾、肾、心、肝经，功效补火助阳，散寒止痛，温通经脉，引火归原。其味辛可以助药力走散，疏通上、中、下三焦的通道，主要成分是肉桂醛，占桂皮挥发油的五成以上，动物实验对离体大鼠肠管平滑肌具有调节作用，很好地解释了古人暖脾胃，除冷积的功效认知，并具有益生元作用，促进肠道有益菌群的生长。

淫羊藿：辛、甘、温，归肝、肾经，应用肾阳虚衰、风寒湿痹诸多症，主要成分有淫羊藿总黄酮、淫羊藿苷等。有增强免疫、适应原样作用、抗骨质增生、延缓生殖系统衰弱等药理作用，淫羊藿苷可以抑制核转录因子 –κB（NF–κB）与诱导型一氧化氮合酶信使 RNA（iNOS mRNA）、肿瘤坏死因子 –α 信使 RNA（TNF–α mRNA）的结合，减少组织内一氧化氮（NO）的量，而一氧化氮（NO）量越多，肠管越处于被抑制的状态，致使肠道内容物传输缓慢。

半夏：辛、温，归脾、胃、肺经。功用主治：燥湿化痰，降逆止呕，消痞散结。在《医学启源》的记载中，半夏可以温胃，增加饮食，可以调节胃肠运动，加速胃排空，促进饮食。现代药理发现，清半夏可以促进胃肠运动，保护胃黏膜，而在中医的三焦膜理论中，是包含脏腑内腔道黏膜，保护胃黏膜就是保护三焦气化的生理功能。

陈皮：苦、辛、温，归脾、肺经，功善理气健脾、燥湿化痰。黄酮类是其主要化学成分，陈皮水煎剂可以促进消化液分泌，增强机体消化功能。动物实验表明，陈皮水提取物可以调节胃肠平滑肌收缩，并表现出双向调节作用，并推测可能通过影响血清胃泌素（GAS）和胃窦组织胆囊收缩素（cholecystokinin，CCK）、生长抑素（somatostatin，SS）含量干预胃肠运动。

竹茹：甘、微寒，归肺、胃、心、胆经，功善清热化痰、除烦、止呕，《本经逢原》言："其性虽寒而滑能利窍，可无郁遏客邪之虑。"《药品化义》："竹茹，苦能降……专清热痰……为宁神开郁佳品。"可知竹茹不但有通便，还有开郁下气之用。竹茹主要成分多糖、总黄酮等，多糖的含量经炮制后可有减少，药理研究表明竹茹提取物有显著抑菌作用、抗炎、减轻化疗毒副反应，并可以抵抗细胞衰老过程。

茯苓：甘、淡平，归心、肺、脾、肾经，功效总结为利水渗湿、健脾、宁心安神，此外《主治秘诀》记载茯苓可以"止泻，除虚热，开腠理，生津液"；《别录》言茯苓可以调畅胸中气机，去除肾中浊气；《药性赋》则言其可治"大便结"。药理研究多糖类、三萜类是茯苓化学成分的主要组成部分，茯苓可以降低血糖，改善糖尿病患者多饮、多尿的症状，使津液相对得到"补充"，同时动物实验研究发现，茯苓可以改变肠道菌群，这或许可以解释《药性赋》中可治大便秘结。

枳实：苦、辛、酸、寒，归脾、胃经，功专破气消积、化痰散痞，对机体气机具有梳理作用，根据《本草纲目》中"气利则后重除"的记述，可知其对肠道功能有一定影响，枳实主要化学成分为橙皮苷、橙皮素、柚皮苷、柚皮素等黄酮类、辛弗林等生物碱、挥发油等。药理研究发现，枳实对神经具有保护作用，这对因久服泻药损伤肠壁肌间神经的修复具有一定意义，并可兴奋胃肠平滑肌，增强蠕动功能。有研究认为，其通过提高细胞内钙离子（Ca^{2+}）浓度，增强平滑肌收缩效应；也有研究认为，促进胃肠运动作用机制是干细胞因子（stem cell factor，SCF）/酪氨酸激酶受体（c-kit）信号通路激活及 Cajal 间质细胞增殖。

牛膝：苦、甘、酸、平，归肝、肾经，逐瘀通经、补肝肾、强筋骨、利尿通淋、引血下行。皂苷类、甾酮类是主要药用成分，其具有抗衰老、抗炎、抗生育、抗肿瘤作用。

加味温胆汤能有效缓解患者的便秘症状，增加肠道蠕动，促进肠道恢复正常排便状态，尤其在改善腰膝酸冷、小便清长、面色㿠白、畏寒肢冷中医阳虚秘症状上疗效显著，极具优势，并且复发率低，体现了中医治疗的整体观念的特色，且疗效确切，充分显示了中医药治疗便秘的广阔前景。

（二）自拟黄玉汤治疗功能性便秘（阴虚证）

祖国医学认为，便秘发生在大肠，与年老体衰、饮食不洁、情志不畅等均有关系。临床表现为阴虚型的便秘也较为常见。阴虚型便秘的发病与肾脏密切相关，肾为水脏，肾阴又为一身阴气之本，肾阴不足，津液布散失常，肠道失润，大肠传导失司而致便秘。在治疗上，中医学创立了"增水行舟"等治疗理论，依据患者整体情况，辨证论治，从而达到标本兼治，调和气血阴阳的目的。在全国名中医田振国教授经验方养荣润肠舒的基础上自拟黄玉汤治疗阴虚型便秘，以养阴生津，润肠通便为主要治疗思想，临床辨病辨证相结合，取得良好临床疗效。

自拟黄玉汤药物组成：黄精 15 克，玉竹 15 克，白芍 15 克，生地 15 克，桃仁 10 克，杏仁 10 克，何首乌 15 克，郁李仁 10 克，柏子仁 10 克，枳壳 10 克，甘草 6 克。

1 剂 / 天，分两次水煎共得 400 毫升药液，每天 2 次温服。治疗时间为 14 天。

1. 便秘病因病机

便秘最早只是用来表述一种临床症状，《伤寒杂病论·太阳病》中"不大便六七日"便是对便秘的基本描述。便秘病位在大肠，其发生与肺、脾（胃）、肝、肾的功能失调均有联系。根据其发病机制可以将便秘分为 7 类，即热秘、寒秘、气秘、气虚秘、阳虚秘、血虚秘、阴虚秘。因外感火热或过食肥甘，热邪聚集不散，结于肠腑，津液受损，致使大便坚干，糟粕难以下行，则成热秘；寒邪直中或饮食生冷，致使寒滞胃肠，津液不通，大肠传导失司，则成寒秘；久坐久卧或情志不舒，肝气郁结，失于疏泄，导致气机失调，腑气阻于肠道，糟粕不能如期排出，则为气秘。年老体衰或饮食失节，脾气虚弱，气旺则血充，气虚则血少。脾气不足所以气血生化乏源，大肠推动无力，则成气虚秘。"气虚乃阳虚之始，阳虚乃气虚之渐"，气虚阳衰，阴寒内结留于肠胃，阳气不通，津液不布，则成阳虚秘。年老体弱或久病产后，气虚血亏，或汗出劳役过度，气血受损，津亏血少，大肠失荣，排出困难，则成血虚秘。素体阴虚或过食辛香燥热，耗伤阴津，阴亏可致肠道失润干涩，大便干结难下，则成阴虚秘。

2. 选方依据

阴虚型便秘通常表现为大便干结，可伴见眩晕耳鸣，五心烦热，口渴咽干，咳嗽气促，心烦少寐，腰酸膝软等阴虚征象。从脏腑辨证的角度来说，阴虚型便秘主要与肺、肝、肾三脏功能相关。肺主行水，为水之上源，主治节，能治理调节津液输布代谢。若肺失清肃，水道失于通调，津液无法布散，则虚热内生，肠道津枯，同时表现出口渴咽干，咳嗽气促等症。肝主疏泄，气行则津布。若肝失疏泄，致胃失通降，且肝为"风木之脏"，体阴而用阳，易动风化火，煎熬真阴，最终引起阴虚型便秘。肝阴不足则可能导致肝阳偏亢，可伴见心烦少寐、急躁易怒等。肾主水，《证治汇补》中言："肾虚则津液竭而大便秘"，肾的气化功能可以将津液输布全身以濡养脏腑，肠道润泽，糟粕才能顺利而下。肾阴不足，腰府骨骼失养，从而引起腰膝酸软。阴不制阳，内生虚热，虚火扰心，而致五心烦热。肾阴亏虚，脑髓、耳窍失养，出现眩晕耳鸣的症状。以上皆为阴虚型便秘可能伴随出现的症状，故应重视养阴生津，润滑肠道以达通便之效。

3. 组方及方药分析

本方黄玉汤具有养阴生津，润肠通便之功效。方中黄精上润肺燥，中补脾气，下滋肾阴，玉竹药性平和，养阴润燥，滋而不腻，生地养阴生津，白芍敛阴护营，首乌滋补肝肾，五药共助大肠津生得润；桃仁、杏仁、郁李仁、柏子仁出自五仁丸，四仁润肠通便，润通而下，不损伤正气；枳壳理气行滞，调节气机升降，使大肠得以正常运化；与补益药合用，使之补而不滞；甘草调和诸药，上药合用，以达润肠通便之功。

单味药物古代及现代药理作用分述如下：

黄精入脾、肺、肾经。《本草纲目》云："补诸虚，止寒热，填精髓。"清代医家张璐曰：其可"调和五脏，补髓强肾。"黄精为气阴双补之要药，多为补阴之用，治以阴液不足之病。可治疗脾胃虚弱、阴虚肺燥、腰膝酸软、消渴等证，为治疗阴虚型便秘之佳品。现代药理研究表明，黄精富含多糖、皂苷、蒽醌类化合物等活性成分，具有抗衰老、抗炎、增强抵抗力及改善记忆等作用。黄精中存在治疗肾精亏虚相关疾病药效成分，可以明显改善四肢乏力、手足心热等气阴两虚证候。黄精多糖对大肠埃希菌均有较强的抑制作用。有研究表明，黄精能明显改善肾小球的滤过功能，清除过量的自由基，维持一氧化氮（NO）平衡，从而发挥保护肾脏作用。

玉竹归肺、胃经。玉竹甘平滋润，对于其功效早有记载，被古人称为质润之品，可润心肺，除烦止渴。《本草纲目》言其可治一切虚损，《滇南本草》："补气血，补中健脾。"玉竹可滋阴生津，常配伍其他养阴清热、生津止渴之品使用。现代药理研究表明，玉竹的有效成分玉竹多糖可以调节糖脂代谢，促进自身免疫调节。玉竹醇提物无毒且安全，能够抑制免疫功能和炎症反应。有研究发现，玉竹具有明显的降糖作用，临床利用率极高。玉竹身为补虚类中药，自然也能提高人体抵抗力，预防感染流行性疾病。

何首乌性微温，归肝、心、肾经。《本草正义》曰："首乌，专入肝肾……与下焦封藏之理符合。"清代医家黄宫绣称其为峻补先天真阴之药。制首乌苦涩微温，补而不腻，常用于阴血及肝肾亏虚之证。生首乌甘润通便，善治因精血亏虚所致的大便燥结者。现代药理研究表明，何首乌在抗氧化、抗肿瘤、抗菌、抑制细胞凋亡、肝损伤保护、提高记忆力以及改善血管功能等方面具有显著的作用。通过观察免疫功能低下小鼠模型的脾指数、腹腔巨噬细胞吞噬率及血清溶血素含量，发现何首乌多糖能够明显提高其免疫力。研究发现，制首乌具有较好的补血作用，生首乌可以增强血小板和红细胞的功能。另外，何首乌中的大黄素可以促进肠道蠕动，以助大便顺利排出。

生地黄归心、肝、肾经。徐大椿在《药性切用》指出："干地黄……滋阴退热，凉血生血，调经安胎，利大小便，为阴虚狭热之专药。"善治年老体弱之人津枯便结。现代药理研究表明，地黄具有抗心脑血管疾病、抗糖尿病及其并发症、抗氧化、增强免疫等多种药理作用。地黄中含有地黄苷、梓醇、乙酰梓醇等苷类成分，有文献提示梓醇是滋阴的有效成分。有实验通过研究，地黄对血热出血大鼠模型血液流变学及凝血系统的影响，证实了地黄具有凉血止血的作用。

桃仁入心、肝、大肠经，可应用于肠燥便秘。《医学启源》记载"治大便血结"，《药品化义》中记载其有凉血和血、开结通滞的作用，可治血枯便闭，血燥便难。现代药理研究表明，桃仁具有抗凝血、抗血栓、预防肝纤维化和增强免疫力等药理作用。桃仁含有大量脂肪油，能润滑肠黏膜，使大便通利而下。

杏仁归肺、大肠经，主降气化痰、润肠通便。《药性论》中认为其可治久病大肠燥结不利。《本草崇源》："杏仁质润下行，主能下气。"现代对杏仁化学成分分析发现其中含有大量油脂类成分，亚油酸、亚麻酸等成分被认为可以治疗肠燥便秘。有研究表明，杏仁可以增加平滑肌收缩，从而改善肠道功能。

郁李仁入小肠、脾经，其质润多脂，可润肠通便，功效类似麻仁但较麻仁强。《日华子本草》记载其可"通泄五脏"，李杲认为郁李仁能专治大肠气滞所致的燥涩不通。郁李仁可通大肠结气，又能行全身之水气，为润肠通便之良药。现代药理学证实，郁李仁可以促进肠蠕动，治疗肠燥便秘时疗效显著。郁李仁中含有丰富的油脂类与郁李仁苷，可以促进胃肠道蠕动，是发挥润肠通便作用的主要有效成分。此外，郁李仁中的氨基酸成分可以改善肠道菌群，阻止脂肪沉积。

柏子仁归心、肾、大肠经，被古人称为滋阴养血之佳剂，《本草纲目》记载其可"养心气润肠燥"，常用于治疗阴虚津亏血少、年老、产后体虚等肠燥便秘。现代药理学研究可以证明柏子仁具有抗抑郁、润肠通便、镇静安神等作用。研究表明，柏子仁泻下作用缓和，符合临床润下的功效，作用部位主要为小肠。另有学者指出，柏子仁缓解便秘可能与调节肠道菌群相关。

枳壳入脾、大肠经，味酸苦，可破气消胀。《名医别录》言：其可"破结实，消胀满"。现代药理研究表明，枳壳具有调节胃肠道、抗菌、降血脂、抗氧化、抗肿瘤等作用。

枳壳挥发油以柠檬烯为主，柠檬烯可以抑制胃肠平滑肌收缩，进而起到调节胃动力的作用。通过对枳壳化学成分进行拆分，发现挥发油组分与生物碱组分可以明确提高小肠推动率，改善胃肠功能。有研究表明，枳壳通过兴奋胃肠平滑肌以增强肠胃蠕动，又可减低平滑肌张力，缓解胃肠痉挛。

白芍归肝、脾经。有养血敛阴，柔肝止痛之功。《医学衷中参西录》中对白芍的记述："性凉多液，善滋阴养血。"张景岳认为其可"补血热之虚，泻肝之火实"。现代药理研究表明，白芍具有抗炎、保肝、镇痛、养血等药理作用。通过对血虚模型大鼠的红细胞数、血红蛋白含量等的测定，证实了白芍对于血虚大鼠模型有明显的补血作用。此外，白芍还可以降低小鼠结肠血管活性肠肽（VIP）及水通道蛋白4（AQP4）水平，增加肠道内水分并降低肠道平滑肌张力，减少粪便下行阻力实现通便的作用。

甘草入心、脾、胃经，生用凉而泻火，能除阴虚之火热，治一切阴亏血燥；炙用温而补中。久病多正虚，甘草味甘，能补中气，中气旺则脏腑之精津皆能四布，而驱其不正之气也。《用药法象》记载："其性能缓急而又协和诸药，使之不争。"可见甘草在方剂中还能调和攻补之药，缓解药物毒性、烈性，防止药物性烈伤正。在本方中用量较少，主要取其调和诸药之性。现代药理研究表明，甘草具有调节免疫、抗菌、抗炎等多种药理活性。有动物实验证明，一定浓度的甘草酸可能是通过增强平滑肌细胞肌球蛋白磷酸化水平，而达到兴奋大鼠空肠平滑肌收缩的作用。

阴虚型便秘因其阴虚津少，大肠干涩，肠道失去润泽，糟粕滞而不下，故治疗以养阴生津、润肠通便为原则。且治疗时不仅需要养阴生津以确保肠道润泽，还要宽肠理气以保障肠道通畅。自拟黄玉汤在缓解便秘症状同时改善阴虚证候，疗效显著，安全可靠。

第六章 特殊人群便秘的诊治

第一节 老年便秘的诊治

《中华中医药学会团体标准》

老年功能性便秘（elderly functional constipation）是指发生在 60 岁以上人群的缺乏器质性病因，没有结构异常或代谢障碍，又除外肠易激综合征的慢性便秘。一般多由饮食不节、情志失调、年老体虚、感受外邪等引起。本病中医称为"便秘""后不利""阴结"。

■ 一、流行病学

在我国，老年功能性便秘发病率较高，严重影响了老年人群的生活质量。在北京、天津、西安等地对 60 岁以上人群一项调查表明，慢性便秘者高达 15%～20%，老年女性发病率显著高于老年男性。另一项调查显示，60 岁以上老年人功能性便秘患病率达到 22%。老年功能性便秘患者的临床表现也是复杂多样，有研究发现，以干硬便、排便间隔时间延长、排便困难为主。研究表明，本病的发生与以下因素密切相关：饮食过少，饮食单调，饮食习惯偏精细肥甘、纤维素和饮水摄入少；活动量小、行动不便或卧床；服用某些药物引起的；焦虑、抑郁等精神心理因素。老年功能性便秘不是单一脏腑功能的失调，而是多脏腑的功能失衡所致。

《灵枢·营卫生会》指出："老者之气血衰，其肌肉枯，气道涩。"老年人随着年龄增长，机体老化，气血由盛至衰，脏腑功能逐渐衰弱。故可以通过合理的饮食疗法、运动养生、穴位针灸推拿等综合性治疗方案进行干预。

■ 二、病因病机

（一）中医病因病机

老年便秘发病的原因归纳起来有饮食不节、情志失调、年老体虚、感受外邪。病机主要是热结、气滞、寒凝、气血阴阳亏虚引起肠道传导失常。具体情况如下：

1. 饮食不节

饮酒过多，过食辛辣肥甘厚味，导致肠胃积热，大便干结；或恣食生冷，致阴寒凝滞，肠胃传导失司，造成便秘。

2. 情志失调

忧愁思虑过度，或久坐少动，每致气机郁滞，不能宣达，于是通降失常，传导失职，糟粕内停，不得下行，而致大便秘结。

3. 年老体虚

素体虚弱或病后，年老体虚，阴阳气血亏虚，阳气虚则温煦传送无力，阴血虚则润泽荣养不足，皆可导致大便不通。

4. 感受外邪

外感寒邪可导致阴寒内盛，凝滞胃肠，失于传导；或热病之后，余热留恋，肠胃燥热。耗伤津液，大肠失润，都可致大便秘结。

便秘的基本病机为大肠传导失常，病位主要在大肠，同时与肺、脾、胃、肝、肾等脏腑功能失调有关。如胃热过盛，津液耗伤，肠失濡润；脾肺气虚，大肠传导无力；肝气郁结，气机郁滞，或气郁化火伤津，腑失通利；肾阴不足，肠道失润，或肾阳不足，阴寒凝滞。津液不通，皆可影响大肠的传导，发为本病。

便秘的病性可概括为虚、实两方面。热秘、气秘、冷秘属实，燥热内结于肠胃者为热秘，气机郁滞者为气秘，阴寒积滞者为冷秘；气血阴阳亏虚所致者属虚。而虚实之间，常又相互兼夹或相互转化。如热秘久延不愈，津液耗伤，损及肾阴，致阴津亏虚，肠失濡润，病情由实转虚。气血不足者，多易受饮食所伤或情志刺激，而虚实相兼。另外，实秘、虚秘各证型之间，也可兼夹出现或相互转化。如气秘日久，久而化火，则可转化为热秘。阳虚秘者，如温燥太过，津液被耗，或病久阳损及阴，则可见阴阳俱虚之证。

（二）西医病因病机

老年人便秘的发生涉及多个环节和多种因素，明确其常见病因以及与增龄有关的病理生理改变是选择有效治疗方法的基础。老年人慢性便秘患病率高与其体能低、共病多、用药多等特点有关。具体情况如下：

1. 生理因素

老年人牙齿松动或脱落，食物和纤维素摄入不足，饮水量不足，易引起便秘；老年人体能普遍下降，躯体运动障碍和衰弱状态导致活动量减少；老年人结肠动力异常，肠蠕动减少，腹部、盆底肌和肛门内、外括约肌舒缩功能失调，更易诱发或加重便秘。

2. 药物因素

包括抗癫痫药、抗胆碱能药、抗震颤麻痹药、抗惊厥药、抗组胺药、钙拮抗剂、利尿剂、阿片类药、含铝或钙的抗酸药、钙剂、铁剂、止泻药、非甾体消炎药等，均可引起便秘或加重便秘。

3. 疾病因素

老年人器官功能退行性变，罹患多种疾病的可能性增加，共病可相互影响造成便秘。这些疾病包括肠道疾病，如结肠肿瘤、憩室、直肠肛门运动障碍等；内分泌和代谢性疾病如糖尿病、甲状腺功能减退、肾功能衰竭、低钾高钙血症等；神经系统疾病，如脑血管疾病、痴呆、帕金森病、脊髓损伤等；肌肉疾病，如淀粉样变性、皮肌炎、硬皮病等；精神心理因素，如抑郁、焦虑等，均可引起便秘。

三、诊断

（一）西医诊断标准

参照"罗马Ⅳ标准"如下：

（1）下列症状应不少于 2 项：

1）25% 以上的排便感到费力。

2）25% 以上的排便为干球状便或硬便。

3）25% 以上的排便有不尽感。

4）25% 以上的排便有肛门直肠梗阻感或阻塞感。

5）25% 以上的排便需要手法协助（如用手指帮助排便、盆底支持等）。

6）自发排便次数少于 3 次 / 周。

（2）在不使用泻药时很少出现稀便。

（3）没有足够的证据诊断肠易激综合征（IBS）。

诊断之前症状出现至少 6 个月，且近 3 个月症状符合以上诊断标准。

详细询问病史并有选择地进行以下辅助检查：

1）直肠指检：有助于鉴别直肠癌、痔、炎症、狭窄以及外来压迫、肛门括约肌痉挛等所致的老年便秘。

2）肛门直肠测压：可以较好地鉴别器质性便秘及功能性便秘，通过测定直肠肛管静息压、最大收缩压、动态压力及肛门直肠抑制反射，对诊断老年功能性便秘及其治疗有着重要意义。

3）电子纤维结肠镜：结肠镜检查有助于直观确定有无器质性病因。

4）结肠低张力双重对比造影：可了解结肠病变情况，有助于鉴别诊断，如先天性巨结肠可见典型的痉挛肠段、移行段和扩张段，特发性巨结肠表现为局部肠段异常扩张，常无痉挛段与移行段，并可排除结肠内肿瘤或结肠外肿瘤压迫等器质性病变。

5）全消化道造影：适用于了解钡剂通过胃肠道的时间、小肠与结肠的功能状态，可明确老年功能性便秘的性质与部位。

6）结肠传输试验：可观察标志物在结肠内运行的时间、部位，判断结肠内容物运行的速度及受阻部位，可以帮助了解功能性排便困难、腹胀等症状的原因，诊断老年功能性便秘。

（二）中医诊断标准

排便间隔时间超过自己的习惯1天以上，或两次排便时间间隔3天以上。大便粪质干结，排出艰难，或欲大便而艰涩不畅。常伴腹胀、腹痛、口臭、纳差及神疲乏力、头晕目眩、心悸等症。本病常有饮食不节、情志内伤、劳倦过度等病史。

■ 四、中医辨证分型

（一）实秘

热秘：大便干结，腹胀腹痛，口干口臭，面红心烦，或有身热，小便短赤，舌红，苔黄燥，脉滑数。

气秘：大便干结，或不甚干结，欲便不得出，或便而不爽，肠鸣矢气，腹中胀痛，嗳气频作，纳食减少，胸胁痞满，舌苔薄腻，脉弦。

冷秘：大便艰涩，腹痛拘急，胀满拒按，胁下偏痛，手足不温，呃逆呕吐，舌苔白腻，脉弦紧。

（二）虚秘

气虚秘：大便并不干硬，虽有便意，但排便困难，用力努挣则汗出气短，便后乏力，面白神疲，肢倦懒言，舌淡苔白，脉弱。

血虚秘：大便干结，面色无华，头晕目眩，心悸气短，健忘，口唇色淡，舌淡苔白，脉细。

阴虚秘：大便干结，如羊屎状，形体消瘦，头晕耳鸣，两颧红赤，心烦少眠，潮热盗汗，腰膝酸软，舌红少苔，脉细数。

阳虚秘：大便干或不干，排出困难，小便清长，面色㿠白，四肢不温，腹中冷痛，或腰膝酸冷，舌淡苔白，脉沉迟。

■ 五、治疗

（一）治疗原则

依据中医"未病先防、既病防变、瘥后防复"的治未病原则，从情志、起居、饮食、运动、中医药等方面进行干预，制定本病的治未病干预方案，进而最大限度地预防老年功能性便秘的发生、延缓其发展及改善其预后。

（二）未病先防

1. 饮食调理

适量增加膳食纤维，每天膳食纤维摄入量应为30～40克或40克以上，摄入量应逐渐增加。含膳食纤维丰富的食物有菌类、谷类、蔬菜、水果、薯类等；适当增加植物油的摄入，多食干果，如核桃仁、杏仁、松子仁等；多食用含 B 族维生素丰富食物，如粗粮、酵母、豆类及其制品；限烟戒酒，避免吃辛辣刺激性食物；适量饮水，晨起稍事活动后喝温水 200 毫升，每天水摄入量应在 1 ~ 2 升，以增加肠内容物体积，软化粪便。对于心、肾疾病患者，需注意监测液体对疾病的影响。改善结局：症状表现。

2. 起居调理

起居适当，动静结合，按时排便，清洁肛门。养成良好的排便习惯。首先，要建立定时排便的规律性，不长时间蹲厕。另外，坐便可以脚下放一个小凳，增大肛门直肠角度，也有助于排便的顺利进行。盆底肌肉迟缓的，可以用手按压左下腹乙状结肠部分，或将肛门的左右两侧或后方向上按压，以外力协助排便，或排便时用手按压双侧支沟、足三里。

3. 运动调理

鼓励老年人结合自身健康状况，在可耐受的情况下增加体力活动，可从最简单的活动开始，如每天进行 20 分钟步行或慢跑；行动不便者可平卧左右侧转身训练，直腿抬高 30° 慢慢下落锻炼腹肌，可以促进肠蠕动。提肛运动：提肛，中医称之为"撮谷道"，可采取任何体位配合呼吸与肛提肌运动，吸气时盆底肌肉收缩，呼气时盆底肌肉松弛，如此一呼一吸，一松一紧，每次 20 ~ 30 分钟，每天 2 ~ 3 次。还可以适当学习锻炼吐纳术、导引术、太极拳、八段锦等，以祛病健身、增强体质。

4. 情志调理

鼓励老年人培养乐观情绪，保持神志安定，情绪稳定，避免烦闷、忧虑、恼怒。老年人可以通过欣赏音乐、习字作画、垂钓怡情等方法进行心理调摄，寓情于物，达到身心愉悦的目的。当受到强烈刺激而引起恶劣情绪时，可以通过谈心向亲朋好友倾诉，或适当发泄，以及转移注意力等方式改善不良情绪。

（三）既病防变

1. 中药调理

（1）中药汤剂。

具体分型治则及方剂如下：

1）实秘。

①热秘。

治法：泄热导滞，润肠通便。

方药：麻子仁丸（《伤寒论》）加减。大黄、枳实、厚朴、麻子仁、杏仁、白蜜、芍药。

加减：津液已伤加生地、麦冬、玄参，气虚加黄芪、党参，血虚加当归、熟地、生首乌。

②气秘。

治法：顺气导滞。

方药：六磨汤（《世医得效方》）加减。木香、乌药、沉香、大黄、槟榔、枳实。

加减：大便干结加火麻仁、郁李仁，腹胀腹痛加莱菔子、小茴香，气郁化火加黄柏、栀子。

③冷秘。

治法：温里散寒，通便止痛。

方药：大黄附子汤（《金匮要略》）加减。附子、细辛、大黄。

加减：腹痛剧烈加白芍、延胡索、木香，神疲乏力加白术。

2）虚秘。

①气虚秘。

治法：益气润肠。

方药：黄芪汤（《金匮翼》）加减。黄芪、麻仁、白蜜、陈皮。

加减：乏力自汗可以加党参、白术，肛门坠胀感可加升麻、柴胡。

②血虚秘。

治法：养血润燥。

方药：润肠丸（《沈氏尊生书》）加减。当归、生地、麻仁、桃仁、枳壳。

加减：面白眩晕较剧加玄参、首乌、枸杞子；手足心热，午后潮热加知母、胡黄连。

③阴虚秘。

治法：滋阴通便。

方药：增液汤（《温病条辨》）加减。玄参、麦冬、生地、当归、玉竹、沙参。

加减：口干面红、心烦盗汗加芍药、玉竹，腹胀加枳壳。

④阳虚秘。

治法：温阳通便。

方药：济川煎（《景岳全书》）加减。肉苁蓉、牛膝、附子、火麻仁、当归、升麻、泽泻、枳壳。

加减：腹痛比较明显加肉桂、木香；胃气不和，恶心呕吐加半夏、砂仁。

（2）膏方。

①气虚秘：黄芪 300 克，木香 45 克。上药研末，入锅加适量清水煎煮 40 分钟，再调入倍量的蜂蜜继续熬煮至呈膏状即成。功能：补气行气、润肠通便。20 毫升 / 次，每天 2 次，温开水送服。

②血虚秘：阿胶 250 克，黑芝麻、核桃仁各 500 克，红枣 750 克，冰糖 250 克，松子仁 60 克，黄酒 1000 毫升。上药研末，与黄酒一起入锅先用大火煮沸，再用小火炖煮至呈膏状即成。功能：养血益气，补益肝肾，润肠通便。30 毫升 / 次，每天 2 次，温开水冲服或调入稀粥中服用。

③阴虚秘：桑葚 500 克，生地黄 200 克。上药研末，入锅加适量清水煎煮 40 分钟，再调入倍量的蜂蜜继续熬煮至呈膏状即成。功能：养阴清热，润肠通便。20 毫升 / 次，每天 2 次温开水送服。

④阳虚秘：黑芝麻 100 克，莱菔子 50 克，肉苁蓉 50 克，黄精 50 克，瓜蒌仁 50 克，郁李仁 20 克，火麻仁 30 克，浓缩炼蜜收膏。功能：温阳通便。50 毫升 / 次，每天 3 次

口服（糖尿病患者慎用）。

2. 非药物疗法

（1）针灸调理。

治法：取大肠经俞、募穴及下合穴为主。实秘用泻法，虚秘用补法，寒秘可则灸。

处方：大肠俞、天枢、支沟、上巨虚。热结加合谷、曲池，气滞加中脘、行间，气血虚弱加脾俞、肾俞，寒秘灸气海、神阙。

（2）推拿按摩调理。

方法及穴位的选择：以肚脐为中心，双手重叠按顺时针方向由右沿结肠解剖位置向左环形按摩腹部，5～10分钟。配合一指禅手法和指振法按压中脘、天枢、关元等穴位，每穴位按压约30秒钟。每天1次。

（3）耳穴压豆。

选取穴位：主穴共3个：便秘点、大肠、三焦；依患者病情选取1～2个配穴：肺、脾、交感。

每次治疗选择一侧耳朵，使用一次性王不留行籽耳穴贴，先对施术部位及周围皮肤使用75%酒精清洁，待酒精蒸发，皮肤干燥后贴以耳穴贴，用食、拇指循耳前后按压至酸麻，或疼痛烧灼为得气，每天按压3～5次，每穴1分钟，刺激量以耐受为度，3～5天换贴1次，两耳交替进行，30天为1个疗程。

（4）生物反馈干预。

因盆底肌运动不协调或直肠感觉功能减退，可采用此方法训练盆底肌的协调运动和感觉功能，通过屏幕显示盆底肌的收缩和放松，并在医生的指导下训练，通过大脑形成反馈通路，发挥调节作用。

3. 饮食调理

（1）药膳调理。

①气虚秘，给予南瓜玉米粥、芝麻黄芪蜂蜜糊（糖尿病患者慎用）、山药莲子葡萄粥、黄芪童子鸡、黄芪牛肚汤等。②阳虚秘，给予肉苁蓉羊肉粥、当归生姜羊肉汤等。③阴虚秘，给予百合蜂蜜饮（糖尿病患者慎用）、马铃薯汁、桑葚红枣粥、阿胶银耳羹、红枣枸杞粥等。

（2）药茶干预。

①补气茶。②养血茶。③滋阴茶。④润肠茶。改善结局：症状表现。

4. 情志调理

调畅情志，愉悦心情，祛除忧郁，消除焦虑。功能性便秘可显著增加抑郁、焦虑等心理疾病的风险，可能与参与功能性胃肠病发病的肠道与脑之间的肠－脑轴双向通信通路有关，焦虑和抑郁的心理状况在诱发老年功能性中也起重要作用。对同时存在便秘和精神心理症状的患者，酌情进行认知行为治疗、放松、催眠、正念和心理科参与的联合治疗。通过与患者沟通、交流，对其心理状态进行全面评估，对患者存在的愤怒、焦虑、烦躁和抑郁等负性情绪进行针对性的心理疏导。通过提高患者自身的认识能力，使其理解精神因素是导致疾病的重要原因，从而自觉地调节情绪，抑制不良心理因素；教会患者以积极思维的方式，集中注意力，以驱除烦恼和杂念；还可分散患者对疾病的注意力，使注意重心从疾病转移到其他地方。通过以上调摄情绪的方法，帮助患者建立稳定、积极的情绪状态应对疾病。改善结局：症状表现（D 级，强推荐）。

5. 日常调护

帮助患者和家属正确认识功能性便秘的主要症状、产生原因、影响因素以及危害性，教会患者如何通过自我调适、锻炼、处理、认知应对等方式减轻或缓解症状。

对患者病情进行评估，根据患者个体情况与患者共同制订生活起居计划，包括衣着服饰、四时起居、运动保健、药膳食疗、外治按摩等方面，同时做好家庭训练。

依据患者不同的文化程度及需求，采取集体授课、个别指导、发放宣教资料等方式，让患者及家属不断地了解和掌握便秘的相关知识；指导和鼓励患者通过网络、书刊、电视、电话等多途径获取相关信息；介绍同病病友相互认识、交流经验和心得，提高患者自我调适的能力。改善结局：症状表现。

（四）瘥后防复

1. 健康教育

告知患者保持良好的生活习惯是预防和治疗便秘的基础。对于症状较轻者，应劝导其停服缓泻剂，简单规律的生活方式和每天坚持活动对于改善症状是有益的。

2. 生活方式调整

嘱患者调整生活方式，坚持合理的生活起居和家庭训练，防止便秘复发。鼓励患者走向社会，参加文体和社会活动，融入社会，扩大人际交往，丰富精神生活，提高反应能力和灵活性。经常用脑，保护大脑功能的积极活动。

3. 心理调整

嘱患者从以下几个方面进行心理调整，以防止疾病复发：

（1）调整好心态，适应新环境。老年人要认识老年阶段的生理特点，根据家庭环境和社会地位的变化，以积极的生活态度，调整和安排好晚年生活。

（2）克服自卑心理，增强自立意识。老年人在思想上要防止未老先衰，不断增强和保持独立生活的能力，减少依赖性。

■ 六、随访、监测

对老年功能性便秘的一系列干预方案要因人而异，并且需要长期随访、监测。探索建立医院—基层医疗卫生机构—社区／家庭—患者联动模式。社区卫生服务机构和乡镇卫生院要结合基本公共卫生服务、家庭医生签约服务等，建立老年人电子健康档案。社区工作人员、家庭其他成员要加强与老年人的沟通和交流，及时发现问题。医院、基层医疗卫生机构、社区、家庭协作，探索通过"互联网＋"等信息技术开展智慧化居家社区健康教育、健康管理等服务，对患者进行长期随访和监测，为老年功能性便秘治未病干预方案的实用性提供保障。

附录 A（资料性）

A.1　南瓜玉米粥

【原料】南瓜 60 克，玉米 50 克，大米 50 克，水 600 克，盐适量。

【制作】准备所有食材，南瓜切小块，玉米剥粒，留玉米芯，大米淘洗干净。将米放入电饭锅内胆，加入水、南瓜块、玉米芯和玉米粒，选择煮粥键，1 小时。时间到，加盐调味，盛起即可。

【效用】补中益气，健脾和胃。

A.2　芝麻黄芪蜂蜜糊

【原料】黄芪 5 克，黑芝麻、蜂蜜各 60 克。

【制作】黑芝麻炒香研末备用。黄芪水煎取汁，调芝麻、蜂蜜饮服，每天 1 剂，连续 3～5 天。

【效用】益气养血，润肠通便。

A.3　山药莲子葡萄粥

【原料】粳米 100 克，山药 40 克，葡萄干 40 克，莲子 20 克，白砂糖 10 克。

【制作】将山药洗净去皮切片，并将莲子、葡萄干洗净备用。将三者同放入锅内，加清水适量，武火煮沸后，转文火煮至粥成，调入白糖服食。每天 2 剂，早、晚餐服食即可。

【效用】补脾益气，养心除烦。

A.4　黄芪童子鸡

【原料】童子鸡 1 只，黄芪 9 克，葱姜盐、黄酒各适量。

【制作】取童子鸡洗净，用纱布袋包好黄芪，取一根细线，一端扎紧纱布袋口，置于锅内，另一端则绑在锅柄上。在锅中加姜、葱及适量水煮汤，待童子鸡煮熟后，拿出黄芪包。加入盐、黄酒调味，即可食用。

【效用】益气补虚。

A.5　黄芪牛肚汤

【原料】黄芪 50 克，牛肚 1 个，食盐、姜末、葱花、味精各适量。

【制作】将黄芪布包，牛肚洗净，同放锅中，加水同煮至牛肚熟后，去药包，牛肚取出切片后放回汤中，煮沸，调入食盐、味精、葱花、姜末等，再煮一、二沸即成。

【效用】健脾益气，升阳举陷。

A.6　肉苁蓉羊肉粥

【原料】肉苁蓉 10～15 克，精羊肉、粳米各 100 克，精盐少许，葱白 2 根，生姜 3 片。

【制作】分别将肉苁蓉、精羊肉洗净后切细，先用砂锅煎，肉苁蓉取汁，去渣，入羊肉、粳米同煮，待煮沸后，再加入细盐、生姜、葱白煮成稀粥。

【效用】补肾助阳，健脾养胃。

A.7　当归生姜羊肉汤

【原料】当归 50 克，羊肉 200 克，生姜一块，料酒、盐各适量。

【制作】砂锅中放入羊肉，清水，姜片和料酒，煮开后捞出。将羊肉用温水清洗干净，当归清洗干净。砂锅中放入适量的开水，下入清洗好的羊肉，煮至沸腾。下入姜片，煮开。最后加入当归适量，中小火煲约 90 分钟。出锅前加适量的盐调味即可。

【效用】温中补虚，祛寒止痛。

A.8　百合蜂蜜饮

【原料】百合 25 克，蜂蜜适量。

【制作】百合洗净，捣碎，放入锅内，加水烧沸。先用文火煎 30~40 分钟，然后去渣取汁，最后调入蜂蜜即成。

【效用】滋阴润肺，润肠通便。

A.9　马铃薯汁

【原料】马铃薯不拘量。

【制作】马铃薯洗净、压碎、挤汁，纱布过滤即成。

【效用】润肠通便。

A.10　桑葚红枣粥

【原料】红枣（去核）10 个，鲜桑葚 50 克，粳米 200 克，白糖适量。

【制作】将粳米淘洗干净；桑葚去蒂，洗净。将粳米、红枣放入煮锅，加适量水，大火煮沸，撇去浮沫，放入桑葚，改小火煮 30 分钟即可。吃时放白糖调味。

【效用】滋补肝肾，润肠通便。

A.11　阿胶银耳羹

【原料】银耳 150 克，阿胶 10 克，冰糖 20 克。

【制作】银耳泡发后撕成小块，倒入砂锅加适量水，水开后倒入阿胶、冰糖，煮至阿胶溶化即可。

【效用】滋阴润燥通便。

A.12　红枣枸杞粥

【原料】红枣（去核）15 个，粳米 100 克，枸杞子 30 克，白糖适量。

【制作】先将红枣、枸杞子洗净，用温水浸泡 20 分钟，同粳米同煮成粥，煮到米烂粥稠加适量白糖即可。

【效用】滋阴养血，润肠通便。

附录 B（资料性）

B.1　补气茶

【原料】党参 10 克，白扁豆 10 克，甘草 5 克，大枣 2 个。

【制作】将上药分别清洗干净，一同放入 1000 毫升的沸水中，用小火煮 8 分钟即可。

【效用】健脾益气。

B.2　养血茶

【原料】当归、鸡血藤、何首乌各 10 克，枸杞子 20 克。

【制作】将上药分别清洗干净，前三味药一同放入锅中，加入适量的水，用大火烧开。转文火煮 30 分钟，滤渣取汁，加入枸杞子盖上盖子闷 10 分钟即可饮用。

【效用】养血润肠。

B.3 滋阴茶

【原料】西洋参、玄参、麦冬、五味子各 10 克，蜂蜜适量（糖尿病患者慎用）。

【制作】将上药分别清洗干净，一同放入 1000 毫升的沸水中，用小火煮 8 分钟，加入适量蜂蜜即可。

【效用】滋阴润肠。

B.4 润肠茶

【原料】黑芝麻、松子仁、柏子仁、莱菔子各 10 克。

【制作】将上药分别清洗干净，一同放入 1000 毫升的沸水中，用小火煮 10 分钟即可。

【效用】润肠通便。

第二节　儿童便秘的诊治

《中华中医药学会团体标准》

便秘是儿科临床常见的多发病。近年来，随着人们生活水平的提高，饮食和生活习惯的改变，便秘患儿有逐渐增多趋势。便秘日久，可引起食欲减退、腹胀，甚至腹痛、头晕、睡眠不安等，严重者可导致脱肛或肛裂，使小儿恐惧排便，又因恐惧而拒绝排便，更加重了腹胀和情绪躁动不安，从而形成恶性循环，对儿童的身心健康和生长发育产生不利影响，是目前儿科领域值得关注的重要课题。根据儿童生理体质特点，适合穴位按摩推拿效果治疗。

儿童有其独有的生理、病理特点，因而治疗小儿便秘不能完全等同于成人，由于推拿疗法安全、舒适、患儿无服药之抵触情绪易于接受，加之小儿"脏器清灵"、皮肤娇嫩，对推拿治疗灵敏、疗效确切、康复较快，故普遍应用。

本研究旨在修订和完善原有的儿童功能性便秘的治疗方案中的中医治疗部分，通过临床辨证，辨证选穴推拿疗法对小儿便秘病临床症状的改善情况，客观评价辨证选穴推拿治疗小儿便秘病的有效性，肯定辨证选穴推拿治疗的优势，以期为小儿便秘的防治提供安全、规范、有效的中医治疗。

■ 一、诊断

（一）临床表现

1. 临床症状

患儿多无胎粪排出延长史，曾有正常排便习惯，现每周排便少于等于 2 次，粪便干硬，排出困难，可伴便时疼痛，大便带血，腹痛或食欲欠佳。

2. 体征

本病患儿体质一般情况良好，无明显全身体征。严重患儿查体左下腹偶可触及增粗肠管，直肠指诊可触及潴留粪便。

（二）实验室或辅助检查

1. 结肠造影

本病无先天性巨结肠症 X 线征象。

2. 肛门直肠测压

肛门直肠测压可鉴别先天性巨结肠症、内括约肌失弛缓症及特发性巨结 / 直肠症所致的便秘。

3. 须与儿童功能性便秘鉴别的病种

儿童功能性便秘需与先天性巨结肠症、脊髓栓系综合征、骶尾部畸胎瘤、先天性肛门直肠畸形等引起的便秘相鉴别。

■ 二、辨证

（一）肠胃积热证

大便干结，小便短赤，便时肛门疼痛，或有腹部胀满，口干口臭，口舌生疮，心烦面赤，舌苔黄腻，脉滑数。

（二）肺脾气虚证

虽有便意，无力努挣，腹胀纳呆，神疲气怯，舌淡，苔薄，脉虚。

（三）肾气不足证

肠间蓄粪而无便意，虽有便意而努挣乏力，纳呆食少，神疲色萎，发育迟缓，舌淡苔薄，脉沉迟。

三、治疗

（一）治疗原则

本病治疗的目的主要是祛除潴留于直肠的粪便，恢复肠道蠕动功能，建立排便反射。对于患儿父母及儿童的健康教育、心理疏导和合理使用泻药的指导非常重要。

（二）分证论治

1. 肠胃积热证

治法：消积导滞，清热润肠。

主方：枳实导滞丸（《内外伤辨惑论》）加减。

常用药：枳实、大黄、黄芩、黄连、神曲、茯苓、白术、泽泻。

2. 肺脾气虚证

治法：补益肺脾，行气润肠。

主方：四君子汤（《太平惠民和剂局方》）加减。

常用药：党参、茯苓、白术、当归、升麻、白芍、甘草。

3. 肾阴不足证

治法：补益肾阴，培本通便。

主方：六味地黄丸（《小儿药证直诀》）加减。

常用药：熟地、山药、山茱萸、茯苓、泽泻、牡丹皮。

（三）治疗

1. 口服药物治疗

可配合泻剂短期使用，药物的选择以无毒副作用、不产生药物依赖性为原则，主要包括膳食纤维、益生菌和益生元、乳果糖和聚乙二醇4000散等。

2. 灌肠疗法

对于部分粪便潴留严重并有继发性直肠扩张的患儿，可用灌肠法清除粪便，防止粪便嵌塞；亦可采用磷酸钠灌肠液、生理盐水或开塞露定时灌肠。治疗2～4周后，可根据患者的排便日记，逐渐减少灌肠量和次数，促使其形成自主排便。

3. 生物反馈训练

6岁以上患儿，因盆底肌运动不协调或直肠感觉功能减退，可采用此方法训练盆底肌的协调运动和感觉功能，通过屏幕显示盆底肌的收缩和放松，让患儿感知并在医生的指导下训练，通过大脑形成反馈通路，发挥调节作用，还需配合家庭训练，有效率为50%～80%。

4. 推拿疗法

实秘：清大肠，推六腑，运内八卦，按揉膊阳池穴，摩腹，按揉足三里穴，推下七节骨，搓摩胁肋。

虚秘：补脾经，清大肠，推三关，揉上马，按揉膊阳池穴，揉肾俞穴，捏脊，按揉足三里穴。

四、预防与调摄

（一）预防

养成定时进餐、休息、排便的习惯。饮食以米、面、粗粮为主食，避免进食过多动物性食物，同时多吃富含纤维素的新鲜蔬菜、水果、豆类和谷类制品。保证正常液体摄入量。保证正常运动量。

（二）调摄

调整患儿在每天清晨或早餐后进行排便训练，做到定时排便，一般在早餐后 30～60分钟进行；限时排便，每次 5～10 分钟较适宜。早晨借助胃–结肠反射的"餐后早期反应"及"餐后晚期反应"训练排便容易建立条件反射而养成习惯。

在不饥不饱排空小便的情况下，平躺在床上，腹部放松，以脐为中心，从右下腹开始，顺时针按摩，力度由轻到重，每次 20 分钟，循序渐进。

第三节　女性便秘的诊治

便秘是女性临床上常见的多发病之一。随着社会发展速度的日趋加快，人们生存压力的增加，继之出现生活方式、饮食结构等多方面的改变，加之女性自身生理解剖结构的特殊性、不同生理周期激素水平的变化及情志因素的影响，致使便秘这一疾病在女性人群中的患病率逐渐增高，我国女性便秘的发病率也明显高于男性，约 1.5∶1，孕产期也是女性便秘的高发期，据国外报道，孕产妇便秘的发病率为 11%～38%，并随着妊娠分期不同而不同，孕 14 周便秘发生率达 39%，孕 28 周及 36 周，便秘的发生率分别为 30% 及20%，发病率仅次于恶心这一最常见的妊娠胃肠道疾病，且怀孕前便秘的女性往往在怀孕时症状加重。妊娠期便秘甚至有可能出现产程延长、流产、早产、难产等并发症，严重者可危及生命，可见便秘会对女性的身心健康产生极大影响。故女性便秘在女性健康领域也是一个值得关注的重要课题，在治疗时我们需要根据女性自身的体质特点及不同生理时期进行考量。

女性有经期、妊娠期、产褥期等多个特殊生理周期，也有许多其独有的生理、病理特点，因而治疗女性便秘不能完全等同于男性，在用药时需多加注意，尤其针对孕产期女性而言，其用药所要求的安全性显著高于其他人群，因此在临床用药时需更加谨慎。中医学经过几千年来无数医学名家的经验总结与积累形成了许多经方与验方，也形成了一套独具自身特色的治疗方法，分为中药汤剂口服治疗、针刺治疗、穴位贴敷、耳穴压丸等，可供医者在特殊时期进行选择综合使用，以期达到良好的临床疗效。

一、诊断

（一）临床表现

1. 临床症状

女性便秘多表现为便秘的一般症状，严重者可见大便艰难，干燥如石，可伴有神疲乏力，少腹胀痛，胃纳欠佳等症状；妊娠期女性便秘轻者可见腹胀腹痛，重者可见急性尿潴留，肠梗阻等症，危及生命，在这段特殊时期有时也会伴见痔疮、肛裂等症，随着这些疾病的疼痛症状发作，会使孕妇对排便产生恐惧，有意识减少排便，从而加重排便困难，形成恶性循环。

2. 体征

患有本病的女性轻者一般情况良好，无明显全身体征。妊娠期女性从孕期 3 个月开始，随着胎儿逐渐增大，膨胀的子宫压迫肠道及盆腔血管，使盆腔静脉瘀血，直肠蠕动功能下降，下肢血液瘀滞，易诱发痔核，甚至脱肛，从而加重便秘，便秘又可促进痔病加重，造成恶性循环。孕期也会分泌大量孕激素，不仅可以松弛子宫平滑肌，还会使肠道蠕动减弱，造成便秘症状加重。另外，部分妊娠女性服用的促生育药和止呕药等的药物作用，以及妊娠期女性恶心呕吐导致水分或纤维素摄入不足等多种因素的影响，均会加重便秘的症状。部分便秘较重的女性有时可见于盆底功能障碍性疾病（pelvic floor dysfunction，PFD），除了有排便功能障碍这一症状，还会伴有盆腔器官脱垂（pelvic organ prolapse，POP）、会阴下降综合征、直肠前突、尿失禁等疾病，影响女性的正常生活。

（二）实验室或辅助检查

在对女性便秘患者进行检查时，一定要了解其是否处于妊娠期，考虑到对孕妇及胎儿的安全，一般建议不要使用放射科排便造影、结肠内镜、经会阴超声等的检查，主要依赖于患者的临床表现及肛门直肠专科检查来进行判断治疗。

1. 排便造影

排便造影可鉴别肠梗阻、结直肠癌、直肠套叠等 PFD 影响产生的便秘。

2. 盆底超声

可鉴别不同 PFD 病因如盆腔脏器脱垂、直肠前突等所致的便秘。

3. 经会阴超声

可鉴别不同 PFD 病因，如盆底松弛型或盆底失弛缓型等所致的便秘。

4. 盆底 MRI

可鉴别不同 PFD 病因，如不协调性排便障碍、产后肛周肌群损伤等所致的便秘，对盆底检查最为精确。

5. 内镜检查

用于鉴别肿瘤性病变或其他器质性占位病变。

（三）须与女性功能性便秘鉴别的病种

女性功能性便秘需与结肠癌、肠结核、克罗恩病、肠易激综合征等疾病所引起的便秘相鉴别。

■ 二、辨证

当今社会，女性不仅要承担工作上的压力，而且相对于男性，女性还需要处理更多的家庭琐事，致使女性更容易出现多愁善感、烦躁易怒、焦虑抑郁等情绪问题，根据临床上相关调查我们可以将女性便秘的中医证型分为以下 3 种类型：肝郁气滞证、肝郁脾虚证、肝肾阴虚证，以下将具体阐述其相应的临床症状。

（一）肝郁气滞证

便次减少，排便困难，排便时间延长，大便质干，伴见乳房胀痛，胁肋满闷不舒，腹中胀满，焦虑或抑郁，嗳气，月经不调，痛经闭经，舌淡红苔薄白，脉弦等。

（二）肝郁脾虚证

便次减少，排便困难，排便时间延长，大便质干，伴见胁肋胀满不舒，腹胀，食少纳呆，神疲懒言，体倦乏力，舌苔白，脉弦或弦缓。

（三）肝肾阴虚证

便次减少，排便困难，排便时间延长，大便质干，伴见胁部隐痛，腰膝酸软，头晕目眩，耳鸣健忘，失眠多梦，口燥咽干，五心烦热，颧红盗汗，舌红少苔，脉细数或弦细数等。

■ 三、治疗

（一）治疗原则

本病治疗的目的主要是缓解女性功能性便秘的症状，促进肠道蠕动，调节肝脏气机，缓解因便秘产生的情绪问题及身体其他不适症状，患者在后期也需配合医生对自身情绪疏导，并对饮食、排便等不良习惯做出纠正，同时，对习惯性便秘患者也需进行合理的用药指导。

（二）分证论治

1. 肝郁气滞证

治法：疏肝理气，透邪解郁通便。

主方：四逆散（《伤寒论》）加减。

常用药：柴胡、白芍、炒枳壳、炙甘草、槟榔、路路通、青皮、炒莱菔子、郁金、香附、枳实、吴茱萸。

2. 肝郁脾虚证

治法：疏肝理脾，活血止痛通便。

主方：柴胡疏肝散（《医学统旨》）加减。

常用药：柴胡、川芎、醋陈皮、香附、麸炒枳壳、白芍、甘草、茯苓、白术、合欢皮、酸枣仁。

3. 肝肾阴虚证

治法：滋阴疏肝，润肠通便。

主方：一贯煎（《柳州医话》）或增液汤（《温病条辨》）加减。

常用药：北沙参、麦门冬、当归、生地黄、枸杞子、川楝子、玄参。

（三）治疗

1. 药物治疗

在便秘之初，可配合泻剂短期使用，药物选择以无毒副作用、不产生药物依赖性为原则，尤其对于妊娠期女性，选择无损于母体与胎儿的药进行治疗，主要包括小麦纤维素颗粒（非比麸）、聚乙二醇4000散、乳果糖类、益生菌类与多库酯钠片等，尤其注意，妊娠末期禁用任何泻剂。

2. 生物反馈训练

中老年身体机能退化或产后盆底肌损伤等因自身生理因素导致PFD的女性，可采取此方法训练盆底肌的协调运动和感觉功能，通过屏幕显示盆底肌的收缩和放松，让患者感知并在医生的指导下训练，通过大脑形成反馈通路，发挥调节作用，还需配合家庭训练，有效率高于手术治疗。

3. 穴位贴敷

贴敷药物：大黄、吴茱萸、枳壳、厚朴等药物。

贴敷穴位：支沟，大肠俞、神阙、天枢等穴位。

4. 耳穴压丸

压丸材料：王不留行籽、磁珠等。

压丸取穴：主要取穴为：便秘点、直肠、大肠；配穴：交感、肺、脾、肾等。

5. 蜜煎导

将30毫升蜂蜜放入不锈钢锅中，小火煎，搅动勿焦，待煎为饴糖状，停止加热，待稍冷不烫手时，趁热捻做栓，两头尖，粗细如竹筷，长约3厘米，呈枣核状，冷却待用，主要用于妊娠中晚期便秘。

6. 食疗

陈雅所提出的食疗之法：黑芝麻研末 150 克，核桃仁研泥 250 克，蜂蜜 250 克，麻油 50 克。先将芝麻、核桃入钵，加开水 250 毫升，以文火煮 20 分钟后，加入蜂蜜、小麻油再煮 5 分钟即成，接着装入干净的容器里以备用。用法：早晚各一汤匙，用温开水冲服，晨时宜空腹服用。

四、预防与调摄

1. 预防

（1）养成规律饮食、休息、排便习惯，进食新鲜且富含纤维质的水果和蔬菜等食物，适当食用含脂肪酸及有机酸的食物，尽量少食辛辣刺激的食物。

（2）适当进行一些户外活动，孕产期女性可以选择一些活动量较小的运动方式，例如散步、较为舒缓的瑜伽等，用以增加运动频次，促进肠道蠕动，加强腹肌收缩力，增加排便动力。

（3）摄入足量的水，一有便意，立即排便，以防粪便在肠腔内停留时间过久，导致粪便内水分被吸收，难以排出。

（4）合理安排工作生活，保证充分的休息和睡眠，保持心情舒畅，尽量避免不良的精神刺激，切勿过于焦虑导致恶性循环，加重便秘症状。

2. 调摄

（1）调整患者每天清晨或早餐后进行排便训练，做到定时排便，一般在早餐后 30~60 分钟进行；限时排便，每次 5~10 分钟较适宜。早晨借助胃－结肠反射的"餐后早期反应"及"餐后晚期反应"训练排便容易建立条件反射而养成习惯。

（2）提肛运动：每天早晚各进行一次 50~100 次提肛运动，主要为收缩肛门 5 秒钟，再放松肛门 5 秒钟，以此来锻炼肛门肌肉预防便秘。

（3）推拿：在不饥不饱的情况下沿结肠运动方向对患者行顺时针方向按揉腹部，辅以腹式呼吸以达到最大疗效，顺序是右下腹—右上腹—左上腹—左下腹，转一圈为一次，按压时呼气，放松时吸气，30~40 次，循序渐进。

（4）盆底肌修护：它是一类预防 PFD 的方式，该类调摄方法需定期去正规医院进行盆底肌功能的检测，发现其受损及时进行修护，尤其在产后 42 天后需及时去医院检查盆底肌功能，进行个性化盆底肌康复训练，以此来预防 PFD 的发生，做到防患于未然。

第七章　便秘治未病（预防调护）

中国古代医家早在几千年前就提出并强调"治未病"这一理念，直到现在我国医疗卫生工作仍以"预防为主，防治结合"为诊治疾病的基本方针，我们就可以看出，从古至今我国都很重视各类疾病的预防。便秘日久不仅会引发肛裂、痔疮等肛门疾病，严重者还会出现一些焦虑症状，极大地影响了广大人民群众的生活质量。此外，便秘还是早老性痴呆，肝性脑病等疾病的诱发因素，甚至可以诱发心脑血管疾病，如急性心肌梗死，对患者的生命造成威胁。因此，积极预防便秘这一疾病显得至关重要。

2019年《中国慢性便秘专家共识意见》明确指出：增加膳食纤维和水的摄入、增加运动等生活方式调整是慢性便秘的基础治疗措施，且推荐等级为强烈推荐。全球多个慢性便秘指南和共识也将增加膳食纤维、饮水和运动作为慢性便秘的基础治疗措施。这些基础治疗方式，常常也是便秘很好的预防措施。针对便秘的预防，笔者将分别从中医特色疗法、良好的饮食习惯、正确的排便习惯、积极的运动方式、适当的合理饮水习惯，以及舒缓的情绪等方面展开论述。

■ 一、中医特色疗法

（一）饮食疗法

中医自古以来都有"药食同源""药治不如食治"的理论。不同于药物治疗，食物疗法利用食物（谷肉果菜）性味方面的偏颇特性，能够有针对性地用于某些病症的治疗或辅助治疗，而且对人体基本上无毒副作用。食疗不仅能保健强身，还能防治疾病，人们易于接受并容易长期坚持，针对便秘的防治，我们推荐的日常食谱有：

1. 姜汁菠菜

菠菜250克，生姜25克，食盐2克，酱油15克，麻油3克，味精1克，醋1毫升，花椒油1克。择取菠菜黄叶，削去须根保留红心，再折成6~7厘米的长段，用清水反复淘洗干净，捞出沥去水待用。生姜洗净后捣汁待用。锅内注入清水约1000毫升，烧沸后倒入菠菜，约2分钟后捞出去水，晾凉待用。将姜汁和其他调料，拌入菠菜，拌匀后即可食用，有润肠通便、生津养血之功效。

2. 绿豆芽炒瘦肉丝

绿豆芽300克，瘦猪肉100克切成丝，食油适量，做成家常菜。每天早晚佐餐，绿豆芽含丰富纤维素可刺激肠道蠕动而有通便之功效。

3. 凉拌芹菜

新鲜芹菜 100 克，洗净用开水烫后切成小段，加适量醋、味精、精盐，也可加少量糖，拌匀食用，有降压通便之功效。

4. 炒土豆丝或片

土豆洗净切成丝或片，加调料葱、味精、精盐等，用油炒熟后食用，有通便之功效。

5. 洋葱炒瘦肉丝

洋葱、瘦肉、食用油各适量，做成家常菜。有降血糖、降血脂，润肠通便之功效。

6. 炒苦瓜

新鲜苦瓜切丝炒菜，每餐 50～100 克，每天 2 次，有降血糖、通便之功效。

养生调护的粥类：

1. 松子仁粥

松子仁 30 克，粳米 100 克。将松子仁研碎，与粳米煮粥，适用于患有心悸、失眠的孕期女性食用。

2. 芝麻粥

黑芝麻 6 克，粳米 50 克，蜂蜜少许。烧热锅，放黑芝麻入锅，用中火炒熟，并有香味时，取出，粳米淘净。将粳米放入锅内，加清水适量，用武火烧沸后，转用文火煮，至米八成熟时，入黑芝麻、蜂蜜，拌匀，继续煮至米烂成粥。每天 2 次，作早、晚餐食用。适用于老年人食用。

3. 核桃粥

核桃肉 30～50 克，去皮捣烂，粳米 50 克，加水如常法煮粥，粥熟后把核桃肉加入，调匀，浮起粥油时即可食用，一般早晚各食用 1 次，适用于大部分人食用。

（二）气功

气功是一种中国传统的保健、养生、祛病的方法。以呼吸的调整、身体活动的调整和意识的调整（调息，调身，调心）为手段，以强身健体、防病治病、健身延年、开发潜能为目的的一种身心锻炼方法。针对便秘的预防，也有一套专属的气功疗法，每天坚持这套通便保健功 2～3 次，不仅能够增加腹肌和胃肠平滑肌的血流量，促进新陈代谢，还能增强肠壁的张力和胃肠的蠕动，促使大便通畅。

（三）太极拳

太极拳的医疗保健作用较为广泛，经常练太极拳可以培养正气，调畅一身气血。针对便秘的预防而言，练太极拳可以锻炼胃肠，使脾气健运，增进食欲，增强消化功能及胃肠蠕动功能。尤其是练习时再配合内养功及注意腰部的转动等，可加强对内脏的按摩，加强对胃肠功能的锻炼。练习太极拳一般从二十四式简化太极拳开始入门，然后逐渐演练复杂的太极拳，注意的是太极拳的训练不同于体操，也不同于其他武术。应该在熟练了动作之后，在练习过程中逐渐调整呼吸，掌握太极拳的用力方法，以内在的修炼为重点，通过动作和呼吸来导引周身气血的运行，使身体达到阴阳平衡，气血通畅，以达到预防便秘的目的。

（四）八段锦

八段锦最早可见于北宋时期，是一种独立而完整的健身功法，且有强身养身去病的功效。练此功以调和阴阳、通理三焦为主旨，以动入静、以静入动、动静皆宜、顺乎五行、发其生机、神奇变化、通和上下、和畅气血、去旧生新、充实五脏、驱外感之诸邪、消内生之百病、补其不足、泻其多余，消长之道，妙用无穷。常习之可达百病之不生，延年而益寿，对便秘的预防有很大作用。

（五）五禽戏

华佗创立的五禽戏为模仿五种禽兽的动作所编创的一套健身功法，是中国传统导引养生的一个重要功法，它是一种"外动内静""动中求静""动静兼备"仿生功法，有防病、治病、延年益寿的作用，可以用于便秘的防治。

（六）导引

导引法也是古代沿袭的一种健身方法，以肢体运动、呼吸运动和自我按摩相结合为特点，又称道引。古代导引一般徒手进行，以达到行气活血、养筋壮骨、除劳去烦、祛病延年的目的。古代曾用导引术来防治便秘。《杂病源流犀烛》中曰："保生秘要曰，以舌顶上腭，守悬壅，静念而液自生，俟满口，赤龙搅动，频漱频吞，听降直下丹田，又守静咽数回，大肠自润，行后功效。"对于年高体弱之人最为相宜。

■ 二、良好的饮食习惯

这里提到的良好的饮食习惯不同于上文提到的中医特色食疗之法，其主要是依据现代医学所研究出的膳食结构进行指导阐述，虽然引发便秘这一疾病的因素很多，但是就生活方式而言，笔者认为主要是摄入水分不足，饮食过于精细，饮食中缺乏膳食纤维等多个方面导致的，因此，生活方式的调节是预防便秘的关键。我们一定要在日常生活中下意识去培养良好的饮食习惯。良好的饮食习惯主要是由合理的饮食结构和规律适量的进餐习惯两方面构成的。饮食结构包括合理地进食各种营养成分、适量摄入足量的膳食纤维及水分等因素构成。规律的进餐习惯是指进餐的时间与每天进餐次数规律。

（一）合理的饮食结构

首先，在日常生活中，饮食习惯通常可以在某种程度上反映一个人、一个家庭，甚至是一个地域的人们长久以来的饮食偏好，而这种饮食偏好常常会影响他们的身体健康状态，比如在日常饮食中对食物中脂肪、蛋白质、膳食纤维等营养物质的相应偏嗜而致使人体内摄入的某种物质的含量与比例相对过高，从而导致患某种疾病的趋向性。其次，也有部分年轻人表示，由于现代网络发展速度极快，信息纷繁复杂，错误的养生理论泛滥，各式各样的饮食建议、饮食知识充斥日常生活，人们无所适从，很难坚持对正确知识的认知，如果没有及时准确地了解正确的现代科学饮食观念，很容易发生饮食结构的偏差，从而出现或加重便秘。

根据《中国居民膳食指南（2016）》，膳食结构主要由油脂类，奶、豆、坚果类，肉鱼蛋类，蔬菜水果类和谷薯类五大类构成。按照重量计算，蔬菜为膳食总重量的 34% ～ 36%；谷薯类占总膳食重量的 26% ～ 28%；水果次之，占总膳食重量的 20% ～ 25%；提供蛋白质的动物性食品和大豆最少，占膳食总重量的 13% ～ 17%。饮食中占绝大部分的蔬果、谷薯都含有大量的纤维素。食用纤维素能促进大便排解是众所周知的，食物中增加 30 克 / 天的植物纤维可明显增加肠蠕动，称为纤维素样效应。但需要注意的是，起到作用的是不溶性纤维素，它可以增加至粪便量，又具有亲水性，可以保留水分，使粪便软化，缩短肠道运行通过时间，从而改善便秘症状。所以，我们每天需要摄入不能低于 10 克的食用纤维素，才能够形成足量且质地松软的粪便。食用纤维素含量较多的食物有：水果、蔬菜、谷类、干豆类等；举例来讲：富含纤维的水果主要包括树莓、梨、带皮的苹果、香蕉、橘子和草莓等；富含纤维的蔬菜有豌豆、西蓝花、萝卜、甜玉米等。同时，也建议人们去食用一些粗粮，如麦麸、藜麦、燕麦、糙米、全麦面包等。建议人们每天摄入 25 ～ 35 克膳食纤维，且应在几周内缓慢增加，如果突然摄入较多，可能会导致腹胀和嗳气。并且，我们中的少部分人在选择相应的饮食来预防便秘时，还应结合自身所患的基础疾病，如患有糖尿病的人应多吃蔬菜，避免过多食用水果、谷类等，以免摄入过多的糖加重基础疾病，得不偿失。另外，长时间炖煮食物会破坏食物中的纤维素，所以有时也应尽量避免采用长时间的炖煮方式来进行饮食烹饪。

同时，我们也应了解过犹不及这一理念，在当今的信息化社会，我们很容易在网络关于养生保健的头条新闻上了解到，膳食纤维的补充是预防便秘的首选措施，它可以改变粪便性状、促进肠道蠕动，从而使粪便更容易排出。但是，却很少有人知道，摄入过多的膳食纤维会带来一些相反的作用，例如，摄入过多膳食纤维后却没有摄入足够的水分，则会导致大便过干、过硬，产生便秘症状或者加重排便困难，甚至可能会引起肠梗阻，所以一定要适量食用。

另外，对于油脂类食物，主要包括肉类、坚果、植物油等，我们不能受虚假错误的信息影响，对其避如蛇蝎，我们仍需要适量地摄入，这些含有油脂类的食物，可以帮助肠道的润滑，促进干硬的粪便可以更顺利地排出，起到润肠通便的作用，预防或者改善便秘这一症状。如果血脂偏高的便秘者，可以在烹调时适量加一些植物油，来帮助排毒。甚至，有调查研究发现，适量食用肥肉可降低慢性便秘发生的危险性。同时，产气的食物有时也必不可少，比如洋葱、黄豆、萝卜等，这类食物也能够有效地刺激肠道蠕动，帮助大便的顺利排泄。对于部分想要通过节食或者控制油脂的摄入来减肥的年轻人，必须在能够保障身体健康以及正常排便的基础上科学地有效地适量减少食物及油脂的摄入。

随着人们对自身身体健康的逐渐重视，2016 版《中国居民膳食指南》推荐的平衡膳食模式这一饮食理念飞速传播，但是，由于我国幅员辽阔，人们的饮食习惯及生活方式除了受到自身经济水平及文化程度的影响，还有很明显的南北差异、地域特色，因此，我们每个人也需要结合各地不同的气候地理自然环境、文化、饮食习惯等各方面因素综合考虑，以免突然更改饮食出现"水土不服"的现象。

（二）规律的进餐习惯

规律且适量地进餐习惯是人们常常会忽略的一个问题，根据近年来的调查研究发现，60% 以上的人表示自己日常进餐不规律，具体表现在时间和数量上。38.8% 的人表示三餐进食定时但不定量，17.8% 的人表示进餐时间不确定，5.9% 的人更是自认三餐进食规律差。在进食不规律的原因中，33.1% 的人认为最大的误餐原因是工作耽误，其次是没感到饿、减肥所需和沉迷游戏等多种原因，由此可见，现代人，尤其是年轻人对规律饮食的重视程度不够。但是，人们的进食量与人们排出的大便量一般是呈正相关的，进食量多则大便多，进食量少则大便少，由于各种原因导致的长期进餐不规律、少进食、节食等，都会引起或加重便秘这一症状。所以，一日三餐定时定量，规律进食，以及科学的饮食习惯是预防便秘的基本保证。

三、正确的排便习惯

每个人都有各种习惯，大便习惯也不例外，排便本身是在无意识地反射活动的同时，意识也发挥了很大作用的生理现象，故我们可以在日常生活中通过刻意地训练来建立条件反射以养成良好的排便习惯，因此，从小培养良好的定时排便习惯非常重要。根据 2019 年《中国慢性便秘共识》了解到：我国的慢性便秘患者需建立良好的排便习惯（推荐等级：强烈推荐）。没有便意或者便意感较弱是我国很多便秘患者常见的症状，调查显示大部分人群的排便行为在早晨，晨起的起立反射可促进结肠运动，有助于产生便意，也可以联合晨起空腹顿服 300~500 毫升温开水或者蜂蜜水等诱导便意，进餐后会诱发胃结肠反射和十二指肠结肠反射，二者均可促进结肠的集团蠕动，产生排便反射，有利于成功排便，因此建议在晨起和餐后 2 小时内尝试排便。在培养排便习惯时，可以先选择蹲便进行训练。我们需要知道的是，一个良好的排便习惯是可以在一定程度上预防便秘发生的，而一个良好的排便习惯却容易受到生活环境、日常饮食、排便时间及个人精神状态等多种因素综合作用的影响，所以，我们需要从以下几方面去培养一个正确的排便习惯。

（一）不要主动抑制排便欲望

在日常生活中，如果我们要预防便秘的发生，就一定要充分认识到排便的意义，禁忌因工作紧张忙碌，或早晨时间紧迫，有了便意也不及时排便，常常忍着，主动地抑制排便欲望，当便意来临时，千万不要错过，频繁抑制便意会对直肠敏感性、肛管感受器的及时激活和灵敏度造成损害，使直肠感觉阈值不断提升、降低直肠顺应性，降低大脑皮层排便中枢的感知功能，长此以往，只会让便意感越来越弱，排便越来越困难，同时也会使粪便内的水分被过度吸收，造成粪便干结、质地变硬，增加粪便排出难度，造成排出困难、甚至无法排出，所以就需要无论任何时间，只要感受到了便意，就应立即停止工作或是其他活动去进行排便，绝对不要人为地抑制便意，抑制便意就意味着便秘的开始。

（二）排便过程中需要一心一意

当代社会节奏日趋加快，娱乐方式逐渐增多，人们不断寻找并利用一切时间让自己可以在某种程度上得到放松，甚至有许多上班族表示自己不想浪费任何一点空余的放松时间，于是很多人便有了在排便时吸烟、刷短视频软件、打游戏等习惯，甚至根据相关调查显示，在部分工作压力较大的工作场所，有超过四成的年轻人表示，在无限循环的连轴加班中，他们需要按下一个暂停键来获得喘息的机会，或者在一些工作压力相对较小的工作中，有部分年轻人表示对于工作内容无价值的失望等许多原因都在不同程度上促使他们都主动或者被动地走上上班"摸鱼"的道路，而几乎工作场所的厕所都同时具备了独立单间、没有监控这双重优势，使得厕所成了上班"摸鱼"的首选，有的人全神贯注看娱乐八卦，全然不知大便是否排出，排便感觉是否已经消失，于是他们在厕所的时间越来越长，某种程度上也导致他们排便的时间越来越长；还有部分学生表示随着学习压力的不断增加，自己以及周围很多同学都有在排便时看书的习惯，有些甚至表示排便时看书印象会更深刻，所以很多学生的排便时间也越来越长。但是，我们要知道的是，三心二意的做法并不会让我们得到更多的知识或者放松，反而会因为排便时间延长，导致腹部、会阴部等与排便有关的肌肉变得薄弱，甚至抑制排便欲望的产生，从而导致便秘这一疾病的发生，或者加重便秘者的排便困难。所以，我们建议每一个人在不抑制排便欲望的同时，一旦开始排便，就要把注意力集中到排便上来，不做看报、听广播等分散排便精力的事情，避免心不在焉，久蹲排便，建议排便在 3～5 分钟结束。如果没有排出大便，也应及时结束排便，避免长时间蹲便。

当然，如果已经养成了不良的排便习惯，一定要及时地矫正和训练排便反射，力求降低排便压力阈值，纠正反常的盆底肌群及外括约肌运动，达到将盆底肌松弛和大便推进协调起来，最后形成正确的排便反射，同时我们也要建立良好的排便心态，不要过度焦虑，促进排便顺畅。在重建排便习惯时，一定注意把大便安排在合理的时间，一般尽量选择在早晨，而且在有便意时，一定要及时寻找厕所方便，没有大便的感觉，也应该定时去厕所做排便动作，时间一般不超过 5 分钟，实在没有大便解出，也不必勉为其难，主要目的是利用这种训练使身体形成生物钟，比如，婴儿听到母亲的口哨会解小便就是通过日常训练建立起的条件反射。当然，如果在训练时，每天定时上厕所仍然不能排解大便，也不要失去信心，只要坚持每天定时重复排便动作，就能逐渐养成正常排便的条件反射，从而养成良好的排便习惯。因为重建良好的排便习惯，可能是一个比较漫长的过程，需要我们每一个人都具有足够的耐心和毅力。

▌ 四、积极的运动方式

有研究认为，运动锻炼对预防便秘有很好的效果。中医学认为，"动则生阳"，适当的体育运动可以提升阳气，通畅气血，条达脾胃。适当的锻炼可以增强全身肌肉的力量和张力，不仅能够增进食欲，还能促进肠道蠕动，缩短肠道传输时间、利于通便，以达到预防便秘的目的，但是，这类预防方式只适用于部分体力上可以胜任，且无严重心、肺、脑、肾等严重基础疾病的人，希望大家根据自身身体状况的不同来选择不同的运动方式和强度，参与运动项目的频次和程度无严格限制，建议大部分人每天做一个小时中等强度的运动，例如快速步行、跳舞、休闲游泳、打网球、打高尔夫球，甚至日常生活中做家务，像擦窗子、拖地板、手洗大件衣服等都可以用来防治便秘。如果有较长一段时间可以运动，可以选择有氧运动，如步行、骑车、游泳等，腹肌锻炼通过刺激腹壁肌肉给予肠壁机械性刺激促进肠蠕动，以达到促进排便的效果。适当增加运动量可能对日常运动较少或老年潜在便秘患者更有效，也有部分研究显示，运动促进肠道蠕动的方式主要是增加肠道肌肉的活动，尤其是对于卧床、运动量少的老年人益处更大，所以卧床的老年人可以选择床上踏车运动来预防便秘，部分瘫痪患者的家属也可以沿结肠运动方向对患者行顺时针方向按揉腹部，并告诉患者行腹式呼吸以达到最大疗效，可以将时间安排在晚上睡觉之前，定时按摩腹部30~40次，顺序是右下腹—右上腹—左上腹—左下腹，转一圈为一次，按压时呼气，放松时吸气，去预防并缓解便秘症状。但是，上述的这些运动方式都是需要长期且适量才可以预防并缓解便秘症状，切忌"三天打鱼两天晒网"式锻炼。

提肛运动也是一种强烈推荐的简单易行又行之有效的用以锻炼肛门肌肉来预防便秘的方式，它的原理主要是通过肛门不断的节律性收缩运动来刺激肠壁感觉神经末端，以促进直肠的运动及肠道的蠕动，使肛门括约肌、盆底肌的收缩协调功能能得到有效的锻炼，坚持做提肛运动可以改善肛周的血液循环，刺激直肠收缩功能。如果我们能够长期坚持提肛运动的锻炼，也可以调节不好的排便习惯，主动刺激直肠运动，产生便意，有效预防便秘。其方法主要是通过收缩肛门5秒钟，再放松肛门5秒钟，此为一次提肛运动，建议每个时段进行50~100次提肛运动，每天早晚两个时间段各进行一次。值得一提的是，提肛运动也需要长期、有效地坚持练习才能取得我们想要的效果。而且，提肛运动适宜于所有人，尤其是女性、年老体弱者以及潜在的便秘人群，同时它也可以是会阴下降综合征、盆底肌痉挛综合征的重要锻炼方法，除此之外，提肛运动本身亦可以减少许多肛肠疾病的发生。

■ 五、适当合理的饮水习惯

我们每个人都知道，在人体消化、吸收、循环、排泄的每个环节中，水的存在都十分重要，虽然关于适量饮水与便秘之间关系的研究与文章很少，但是，根据常识我们也知道，大部分便秘产生的原因是粪便在大肠内停留时间过长，导致其所含水分被大量吸收，从而变得难以排出。所以，要想排便通畅，一定要使肠腔内有充足的水分能使粪便松软，更容易排出。所以，摄入足量的水分也可以在一定程度上预防便秘。建议喝水尽量做到一次足量饮用常温的淡盐水，量在300~1000毫升，也可分2次喝完，这样水也能够尽快地到达结肠，同时刺激肠蠕动，预防或者改善便秘，也可以选择在清晨空腹缓慢地饮300~500毫升水，不仅能够及时清除肠道内的宿便，还能预防便秘的发生，一举两得。但是，如果清晨起床空腹大量饮水，则需要仔细斟酌，因为人体一次性摄入大量水分会给心、肺、肾等人体重要器官带来负担，所以推荐少量多次饮水。如果有晚上排便习惯的人也可以选择在晚上餐后 30～60 分钟内饮入 300～500 毫升淡盐水来促进排便，或者在睡前饮用一杯蜂蜜水，取蜂蜜补中益气、助养气血、润燥之功能来促进排便，预防便秘。

■ 六、保持心情愉悦

情志因素在中医学的病因中占据很大一部分内容，《症因脉治》中有情志因素致肠道疾病的论述："诸气怫郁，则气壅大肠，而大便乃结。"肝为刚脏，性喜条达而恶抑郁。若肝疏泄畅达，则脾胃升降出入平衡，水谷得以运化，其糟粕下降，故大便有常；若忧虑过度或情志过激，气机不畅，脾胃升降失常，肠腑气滞，传导失司，则糟粕内停，大便不通。《素问·举痛论》云："百病生于气也。"现代社会中，生活的压力（如超负荷工作、家庭压力）及性格特征（如性情急躁、情绪易激）等多方面因素导致人们心理大多处于亚健康状态，而情志不遂易诱发诸病，尤其是功能性疾病。脾气升清、胃气降浊均与肝气条达有关。无独有偶，西医同时也认为焦虑、抑郁和不良生活事件等精神心理因素都是便秘发生的危险因素。一项回顾性研究表明，慢性便秘患者焦虑和抑郁的发病率分别为 34.6% 和 23.5%，显著高于健康人群。近年来，生物医学模式的转变使人们越来越重视精神心理因素在便秘中的作用，较多的研究证实了长期抑郁和焦虑可致便秘。越来越多的神经胃肠病学研究发现，精神、心理因素在消化系统疾病的发生、发展中发挥重要作用。所以，我们在日常生活中，如果有较大的压力，一定要及时疏解，可以选择暂时离开让自己不适的环境，或是及时与自己的朋友倾诉，保持心情愉悦，避免因为情绪问题导致便秘的产生。如果自身情绪问题较重，也应及时求助心理医生等，以期取得及时的治疗。

■ 七、良好的睡眠质量

现在大部分人或多或少都会有一定的睡眠问题，睡眠不好可能是由于精神压力大、环境嘈杂等原因导致的，如果只是偶尔发生，则并不会对身体造成太大的影响。如果长时间处于睡眠质量较差的状态下，会出现精神困乏、身体无力和内分泌紊乱等情况，从而间接影响到肠胃的蠕动功能和消化功能。同时，睡眠是调节人体阴阳盈亏、气血等必不可少的环节，长期睡眠质量不好会损耗体内气血，造成肠胃的津液流失，食物残渣的运送传输会更为艰涩困难，最终就会导致排便次数减少、排便困难和大便干结等便秘的症状。所以，要避免便秘，或者缓解已有便秘的症状，良好的睡眠习惯是必需的。它一定程度上可以放松精神，有助于规避出现紧张、焦虑等的不良情绪，建议在日常生活中，保持规律的作息，避免熬夜，以保证充足的睡眠。同时清淡饮食，避免油腻、辛辣刺激性食物，保证营养均衡；坚持体育锻炼，保持良好的心态，均有助于保持良好睡眠。

参考文献

[1] 中华医学会消化病分会胃肠动力学组，中华医学会外科学分会结直肠肛门外科学组.中国慢性便秘诊治指南 [J].中华消化杂志，2013，33（5）：291-297.

[2] 中国营养学会.中国居民膳食指南（2016）[M].北京：人民卫生出版社，2016.

[3] 胡庆，杨桂染.食物纤维素对消化系统功能的影响 [J].河北职工医学院学报，2005，22（2）：53-54.

[4] 罗金燕.慢性功能性便秘 [J].中华内科杂志，2000，39（11）：787-789.

[5] 朱佳杰，苏晓兰，郭宇，等.运动对慢性便秘的干预作用及其机制的研究进展 [J].世界华人消化杂志，2016，24（20）：3159-3163.

[6] 李园园.床上踏车运动对老年行动不便合并便秘患者的疗效 [J].中国城乡企业卫生，2021（02）：103-105.

[7] 杨从彪.揉腹和腹式呼吸治便秘 [J].中老年保健，2008（05）：39.

[8] 李春雨.肛肠病学 [M].北京：高等教育出版社，2013：187.

[9] 陈少明.现代中医肛肠病治疗学 [M].北京：人民卫生出版社，2019.

[10] 宋瑞芳.《黄帝内经》关于便秘的认识 [J].现代中医药，2021，41（01）：106-110.

[11] 董佳容，曹振东，毛旭明.便秘古代中医文献研究 [J].山东中医药大学学报，2012，36（03）：229-231.

[12] 张仲景.伤寒论 [M].北京：人民卫生出版社，2005.

[13] 王焘.外台秘要方 [M].北京：中国医药科技出版社，2011：351-661.

[14] 柳越冬，陶弘武，张弘玺，等.便秘的古代文献信息挖掘与整理 [C]// 中华中医药学会.中华中医药学会肛肠分会换届会议暨便秘专题研讨会论文专刊.沈阳：中华中医药学刊杂志社，2007：22-24.

[15] 巢元方.诸病源候论 [M].北京：中国医药科技出版社，2011.

[16] 王怀隐.太平圣惠方 [M].北京：人民卫生出版社，1982.

[17] 张海鹏.便秘病证的古今文献研究与学术源流探讨 [D].北京：北京中医药大学，2008.

[18] 黎琮毅.功能性便秘的中医治疗研究进展 [J].实用中医内科杂志，2020，34（04）：20-24.

[19] 孙思邈.千金方 [M].北京：中国医药科技出版社，1998.

[20] 赵佶.圣济总录 [M].北京：人民卫生出版社，2004.

[21] 张旭珍，叶进.《千金方》调治便秘之方药特色 [J].上海中医药杂志，2008（08）：32-34.

[22] 张欣宇，孙冰，孙滨滨，等.基于"肝主疏泄"理论探讨从肝论治功能性便秘 [J].北京中医药，2020，39（12）：1248-1251.

[23] 陈无择，三因极一病证方论 [M].北京：中国中医药出版社，2007.

[24] 张锐.鸡峰普济方 [M].北京：中医古籍出版社，1988.

[25] 张从正.儒门事亲 [M].北京：中国医药科技出版社，2011.

[26] 徐立宇.基于"肺与大肠相表里"理论论治便秘 [J].内蒙古中医药，2018，37（10）：115-116.

[27] 刘强，王成川，杨向东.从"情志失调"论便秘——杨向东教授对便秘的诊治 [J].中国肛肠病杂志，2018，38（02）：75-76.

[28] 李梴.医学入门 [M].北京：中国医药科技出版社，2011.

[29] 唐宗海.血证论 [M].北京：人民卫生出版社，2005.

[30] 朱星，王明强.浅谈金元四大家论便秘 [J].中医学报，2012，27（06）：695-696.

[31] 张介宾.景岳全书 [M].北京：中国医药科技出版社，1994.

[32] 王翠，孙劲晖.基于气血津液辨证论治便秘浅析 [J].西部中医药，2022，35（03）：133-136.

[33] 常殊宝，张坤，李玲玲，等.中医从虚论治便秘的临床研究概况 [J].河北中医药学报，2020，35（05）：57-61.

[34] 曹雯，张肖敏."流津润燥"法论治便秘 [J].中医药学报，2019，47（02）：101-103.

[35] 胡昕 . 王文友从湿论治"便秘"经验浅析 [J]. 中国实用医药，2018，13（34）：187–189.

[36] 谢君艳，邓小敏 . 从《脾胃论》"脾胃虚则九窍不通"论治便秘 [J]. 辽宁中医杂志，2018，45（11）：2311–2312.

[37] 吴至久，张蜀，赵兵，等 . 从"病在气，伤在津"论治便秘 [J]. 河北中医，2017，39（10）：1562–1564.

[38] 邹文爽，安颂歌，常盼盼，等 . 刘铁军从"肺与大肠相表里"论治便秘型肠易激综合征经验 [J]. 中国民间疗法，2016，24（11）：18–19.

[39] 朱丹溪 . 脉因证治 [M]. 上海：上海科学技术出版社，1986.

[40] 秦景明 . 症因脉治 [M]. 北京：人民卫生出版社，2006.

[41] 朱震亨 . 丹溪治法心要 [M]. 济南：山东科学技术出版社，1985.

[42] 吴至久，张蜀，赵兵，等 . 从气机升降失常论治便秘 [J]. 国医论坛，2017，32（02）：21–22.

[43] 孙文胤 . 丹台玉案 [M]. 上海：上海科学技术出版社，1984.

[44] 王冰 . 黄帝内经·素问 [M]. 南宁：广西科学技术出版社，2016.

[45] 李东垣 . 兰室秘藏 [M]. 北京：中国医药科技出版社，2016.

[46] 黄元御 . 四圣心源 [M]. 北京：中国中医药出版社，2009.

[47] 陈延之 . 小品方 [M]. 高文铸，辑校注释 . 北京：中国中医药出版社，1995.

[48] 傅沛藩 . 万密斋医学全书 [M]. 北京：中国中医药出版社，2015.

[49] 皇甫谧 . 针灸甲乙经 [M]. 沈阳：辽宁科学技术出版社，1997.

[50] 叶天士 . 临证指南医案 [M]. 北京：人民卫生出版社，2006.

[51] 尤怡 . 金匮翼 [M]. 北京：中国中医药出版社，1996.

[52] 姜德友，张淼 . 便秘源流考 [J]. 江苏中医药，2011，43（09）：79–81.

[53] 张仲景 . 伤寒论 [M]. 北京：人民卫生出版社，2005.

[54] 张仲景 . 金匮要略 [M]. 北京：人民卫生出版社，2005.

[55] 康涛 . "魄门亦为五脏使"论治便秘 [J]. 河北中医，2009，31（11）：1649–1650.

[56] 陈少明，田振国 . 东方 PPH 微创治疗学 [M]. 天津：天津科学技术出版社，2012.

[57] 陆金根 . 中西医结合肛肠病学 [M]. 北京：中国中医药出版社，2009.

[58] 陈少明，田振国 . 实用肛肠病治疗学 [M]. 北京：科学技术文献出版社，2016.

[59] 陈少明，陈侃，张振国，等 . 现代中医肛肠病诊治 [M]. 北京：人民卫生出版社，2004.

[60] 李春雨 . 肛肠外科学 [M]. 北京：科学出版社，2016.

[61] 黄乃健 . 中国肛肠病学 [M]. 济南：山东科学技术出版社，1996.

[62] 胡伯虎 . 大肠肛门病治疗学 [M]. 北京：科学技术文献出版社，2001.

[63] 陈少明 . 现代中医肛肠病治疗学 [M]. 北京：人民卫生出版社，2019.

[64] 陈少明 . 现代中西医结合肛肠瘘治疗学 [M]. 天津：天津科学技术出版社，2021.

[65] 贝利 . 结直肠外科学 [M]. 北京：人民军医出版社，2014.

[66] 刘启鸿，张凯玲，蔡华珠 . 六经便秘证治辨析 [J]. 世界中医药，2016，11（11）：2236–2239+2247.

[67] 李晓磊 .《伤寒论》六经辨治便秘规律探讨 [D]. 成都：成都中医药大学，2011.

[68] 王慧静，陈佳良，姚树坤 . 功能性便秘患者的社会人口学特征与精神心理状况研究进展 [J]. 医学综述，2019，25（16）：3146–3150.

[69] 王冬冬，吴相柏 . 功能性便秘的诊治进展 [J]. 中国全科医学，2019，22（24）：3016–3022.

[70] 王宇 . 慢性便秘非手术治疗的进展 [J]. 医学理论与实践，2020，33（20）：3361–3363.

[71] 郑建勇，张波，李世森，等 . 骶神经调节术治疗顽固性便秘的应用进展 [J]. 中华结直肠疾病电子杂志，2015，4（02）：8–10.

[72] 高壮，韩焱，刘秦浪，等 . 粪菌移植治疗功能性便秘研究进展 [J]. 新乡医学院学报，2022，39（09）：893–896.

[73] 杨敏 . 粪菌移植治疗慢性便秘患者有效性及安全性的 Meta 分析 [D]. 太原：山西医科大学，2023.

[74] 何兴祥，文卓夫，陈垦 . 循证消化病学 [M]. 北京：清华大学出版社，2008.

[75] 刘智勇，杨关根，沈忠，等 . 杭州市城区便秘流行病学调查 [J]. 中华消化杂志，2004，24（7）：54–55.

[76] 安彬彬，叶素笑，孙成慢 . 社区老年人慢性功能性便秘的发生现状及相关因素分析 [J]. 中华现代护理杂志，2016，22（27）：3932–3934.

[77] 刘彦琦，苏秉忠 . 老年人功能性便秘的动力学及危险因素分析 [J]. 中华胃肠内镜电子杂志，2015，2（2）：29–32.

[78] 中华医学会老年医学分会，中华老年医学杂志编辑委员会.老年人慢性便秘的评估与处理专家共识 [J].中华老年医学杂志，2017，36（4）：371-381.

[79] 吴勉华，石岩.中医内科学 [M].北京：中国中医药出版社，2021.

[80] 田振国，于永铎.新编肛肠病学 [M].沈阳：辽宁科学技术出版社，2001.

[81] 李春雨，张有生.实用肛门手术学 [M].沈阳：辽宁科学技术出版社，2005.

[82] 国家中医药管理局.中医病证诊断疗效标准 [S].南京：南京大学出版社，1994.

[83] 陈虹春，王俊英.老年功能性便秘病人的综合干预 [J].护理研究，2014，28（9）：3361-3362.

[84] 邓旭.浅谈影响老年人便秘的饮食因素及相关护理 [J].医学美学美容，2015，1：122-123.

[85] 马烈光.全国中医药行业高等教育"十二五"规划教材·全国高等中医药院校规划教材（第9版）：中医养生学 [M].北京：中国中医药出版社，2012.

[86] 孙怡，尹梅.中药坐浴结合提肛运动缓解痔疮术后患者排便困难的效果观察 [J].中西医结合护理（中英文），2017，3（10）：81-82.

[87] 胡献国.可治疗便秘的8则膏方 [J].求医问药，2013，（8）：9-10.

[88] 隋楠，田振国，鞠宝兆.基于大肠主津理论应用助阳通便膏方治疗功能性便秘 [J].中华中医药杂志，2019，34（1）：168-170.

[89] 王华，杜元灏.针灸学 [M].北京.中国中医药出版社，2012.

[90] 中国针灸学会.循证针灸临床实践指南：慢性便秘 [M].北京：中国中医药出版社，2014.

[91] 林想红，黄丽珊，刘芳，等.腹部穴位按摩结合行为干预在老年便秘患者中的临床效果研究 [J].黑龙江医学，2021，45（18）：1967-1968.

[92] 范莺莺.推拿加耳穴贴压治疗老年便秘41例 [J].中国中医药科技，2019，26（2）：228-229.

[93] 王振宇，王玺玺，焦巍娜，等.耳穴压豆治疗社区老年功能性便秘疗效观察 [J].光明中医，2022，37（5）：844-846.

[94] 梁丽霞.老年习惯性便秘的辨证施护与食疗 [J].光明中医，2009，24（8）：1588-1589.

[95] 代民涛.人口老龄化背景下中医食材养生研究 [D].杭州：浙江中医药大学，2015.

[96] 高日阳.中医药膳理论及其进展研究 [D].广州：广州中医药大学，2007.

[97] 孟小英，韩迎.老年性便秘辨证施护临床观察 [J].山西中医，2010，26（8）：60-61.

[98] 李超，刘仍海.功能性便秘的情志致病机理探讨 [J].北京中医药大学学报（中医临床版），2013，20（3）：49-51.

[99] MUKHTAR K，NAWAZ H，ABID S.Functional gastrointestinaldisorders and gut-brain axis：What does the futurehold?[J].World J Gastroenterol，2019，25（5）：552.

[100] 中华中医药学会.中医肛肠科常见病诊疗指南 [M].北京：中国中医药出版社，2012.

[101] 罗才贵.推拿治疗学 [M].北京：人民卫生出版社，2006：249.

[102] 中华医学会外科学分会结直肠外科学组.中国成人慢性便秘评估与外科处理临床实践指南（2022版）[J].中华胃肠外科杂志，2022，25（1）：1-9.

[103] 杨金英，刘磊，张国正.非比麸治疗妊娠期便秘的疗效观察 [J].中外医学研究，2014，12（17）：16-17.

[104] 汪健桥，胡桂风.乳果糖与小麦纤维素治疗妊娠期便秘的疗效观察 [J].齐齐哈尔医学院学报，2015，36（24）：3663-3664.

[105] 周文娣.四逆散加味治疗肝郁气滞型青中年女性功能性便秘的临床观察 [D].南昌：江西中医药大学，2019.

[106] 李彩莹.穴位贴敷联合柴胡疏肝散加减治疗中年女性功能性便秘（肝郁气滞型）的临床观察 [D].长春：长春中医药大学，2023.

[107] 李敏，周惠芬，丁曙晴.慢性功能性便秘中医体质特点分析 [J].陕西中医，2017，38（02）：149-151.

[108] 赵攀.柴胡疏肝散加味治疗围绝经期女性功能性便秘（肝郁脾虚型）的临床观察 [D].成都：成都中医药大学，2021.

[109] 朱惠燕.小柴胡汤加减治疗围绝经期女性肝郁脾虚型失眠的临床观察 [D].哈尔滨：黑龙江省中医药科学院，2022.

[110] 李杰，王翰林，朱传旺，等.田耀洲运用"运脾柔肝法"治疗功能性便秘经验 [J].亚太传统医药，2023，19（03）：111-114.

[111] 蒲永平，刘洁，唐太春，等.曹吉勋从肝论治女性便秘 [J].中国中医药信息杂志，2021，28（02）：110-112.

[112] 黄雯晖，陈禧，上官慎康 . 滋水清肝饮加减治疗老年女性肝肾阴虚型抑郁症 30 例 [J]. 福建中医药，
2016，47（05）：47-48.

[113] 贾佳 . 益气养阴疏肝润肠法治疗女性慢传输型便秘的临床研究 [D]. 石家庄：河北医科大学，2016.

[114] 杨雪春，孙冰，张莉 . 生物反馈治疗盆底失弛缓性便秘的临床效果及对患者生活质量的影响 [J]. 中
国当代医药，2021，28（09）：55-57.

[115] 吕海丽 . 蜜煎导治疗妊娠便秘的临床观察 [J]. 中国民间疗法，2018，26（07）：28-29.

[116] 陈雅 . 食疗处方治疗妊娠期便秘的效果 [J]. 广东医学，2014，35（11）：1776-1777.